家庭早期干预指南系列丛书
孤独症儿童

主　编：王国光
副主编：陈翔宇
中国残疾人联合会　组织编写

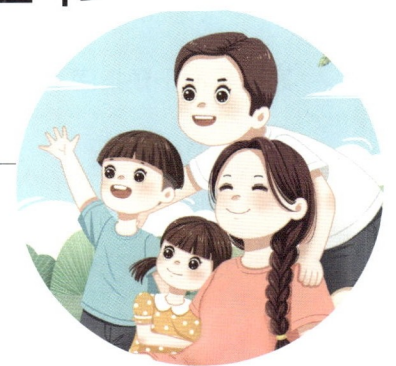

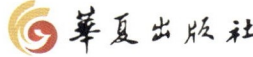

图书在版编目（CIP）数据

孤独症儿童 / 王国光主编；陈翔宇副主编． — 北京：华夏出版社有限公司，2023.12（2025.4 重印）

（家庭早期干预指南系列丛书）

ISBN 978-7-5222-0579-3

Ⅰ．①孤… Ⅱ．①王… ②陈… Ⅲ．①小儿疾病－孤独症－早期干预－指南 Ⅳ．① R749.940.5-62

中国国家版本馆 CIP 数据核字（2023）第 208162 号

家庭早期干预指南系列丛书：孤独症儿童

作　　者	王国光
副 主 编	陈翔宇
责任编辑	黄　欣
出版发行	华夏出版社有限公司
经　　销	新华书店
印　　装	三河市万龙印装有限公司
版　　次	2023 年 12 月北京第 1 版 2025 年 4 月北京第 2 次印刷
开　　本	880×1230　1/24 开
印　　张	3.5
字　　数	70 千字
定　　价	28.00 元

华夏出版社有限公司　地址：北京市东直门外香河园北里 4 号　邮编：100028
网址：www.hxph.com.cn　电话：（010）64618981
若发现本版图书有印装质量问题，请与我社营销中心联系调换。

家庭早期干预指南系列丛书
编委会

主　任：冯　力　梁　巍
副主任：张　皓　邓　猛　周红玲
成　员：（按姓氏笔画排序）
　　　　刀维洁　王　娜　王国光　许家成　张悦歆　贾美香　董　蓓

《孤独症儿童》分册

主　编：王国光
副主编：陈翔宇
编　者：王　康　王　晶　刘青青　尹鸿宇　马　毓　陈国凤

这本书
将带给你什么？

  孤独症是一类发生于儿童早期的神经性发育障碍，严重影响儿童的社会功能和生活质量，0—6岁是孤独症儿童康复教育的关键时期，而家长作为孤独症儿童早期教育的具体实施者，往往面临着巨大的、多重的压力。帮助家长自我调适、减轻压力，用正确的方法和策略引导孩子发展，是编写本书的主要目的。

  通过此书，家长将更清晰、立体地认识孤独症。家长可以通过案例和问答预先了解，从诊断到干预，每个阶段可能面临的迷茫和困惑。更重要的是，了解科学的引导方式和应对策略，从而在孩子发展的各个阶段，具备比较清晰的思路和正确的方法。

  愿每个孤独症儿童家庭的前行之路，都是同行之路。

成长故事

　　这是一个真实的故事，是一个中度孤独症男孩的故事，也是一位伟大的孤独症儿童妈妈的故事。

　　2002年的秋天，经历了八个小时，我的儿子出生了，看到儿子的第一眼，听到他第一声啼哭，精疲力竭的我流下了幸福的泪水……但在儿子出生的第三天，"幸福"就被泼了一盆冷水——儿子查出重度耳聋。然而，灾难并没有结束，三岁，孩子又被诊断为孤独症。

　　我们崩溃了。

　　我本是个非常开朗的人，爱说爱笑，那段日子都无法出门，天天以泪洗面。看着这么漂亮可爱的儿子，不知道命运为什么这样捉弄我们。

　　许多个夜晚，我怨天怨地，借酒消愁。渐渐地，我和孩子爸爸不再说话，不知道这样浑浑噩噩地度过了多少个无眠的夜晚。直到有一天，孩子爸爸说：再要一个吧，这个儿子不会好了。我觉得他太无情、太不负责任，大吵一架后，他摔门而去。无数次争吵后，我们离婚了，我不能让儿子成长在这样的家庭氛围中。

　　好几次夜深人静时，我都想抱着儿子去楼顶，纵身一跃，结束这一切。我不知道自己是怎么熬过来的，只记得我的家人一直陪伴着我们。直到有一天，我突然意识到我是母亲，我不能这样，就算砸锅卖铁，我也要把孩子的病恢复到最轻。

　　接下来就是没有尽头的康复之路……

我辞掉了工作，和大多数家长一样，在各个机构间辗转，尝试各种训练方法，直到遇到了王老师。在王老师的建议下，我们选择了去朝阳区的特殊学校安华学校上学，直到今天，12年过去了。现在的凯凯很快乐，很阳光，想法很多，能和我对话，提各种要求，还会评论别人。比如他和我说："王老师现在不厉害了，以前厉害。"他会算数、会写字、会收银、会做蛋糕、会拼乐高、会做家务，还会帮我修理简单的家电。看着孩子一点点取得的成果，作为母亲，我很欣慰，也很自豪，这条路让我们有了希望。

早先，孩子没有语言能力，情绪也不太好，但我发现孩子在画画的时候，情绪非常好，认真、安静。每次完成一幅作品，还会主动拿到我面前炫耀，那个小表情很自信又可爱，他很开心。于是我开始培养孩子画画，希望把画画作为一种课余改善情绪、放松的爱好。后来，我们到了一家残障儿童艺术康复服务中心……没想到孩子的画还被卖出去好几幅，赚到了他人生中的第一笔钱。拿着儿子卖画得来的第一笔钱，那晚，我高兴得流泪了……画画打开了孩子接触社会的大门！

我一直坚定地认为，我的孩子绝对是老天最怜爱的小孩，让他遇到了给他很大帮助的好老师、好学校，这才有了今天这个阳光大男孩。在接下来的人生道路上，我会带着儿子继续充满阳光地走下去，我从不指望他成功、成才，但我希望在这条路上能看到儿子更多的笑脸，听到他更多爽朗的笑声……

※ 以上文字由凯凯妈妈提供。

《夏日的车站》 鄂天骄作品

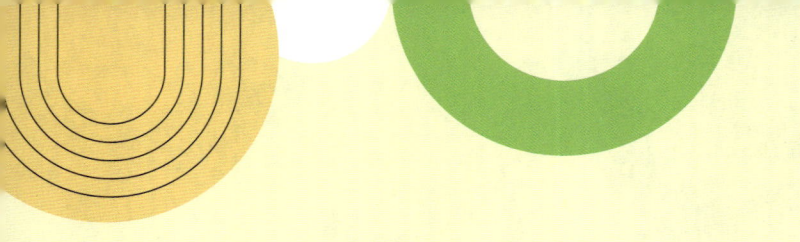

目　录

第一章　揭开面纱：走近孤独星球

　　　　第一节　面对孤独症的诊断　02

　　　　第二节　家长常见问题　06

　　　　第三节　家长如何正确看待诊断结果　10

第二章　角色转换：为做好孤独症孩子的父母做准备

第三章　科学育儿：掌握有效方法

第四章　问题解决：突破核心障碍

　　　　　第一节　情绪行为问题　30

　　　　　第二节　技能发展　42

　　　　　第三节　入学准备　56

第五章　你不孤独：周边支持体系

　　　　　第一节　政策福利支持　60

　　　　　第二节　家长心得分享　62

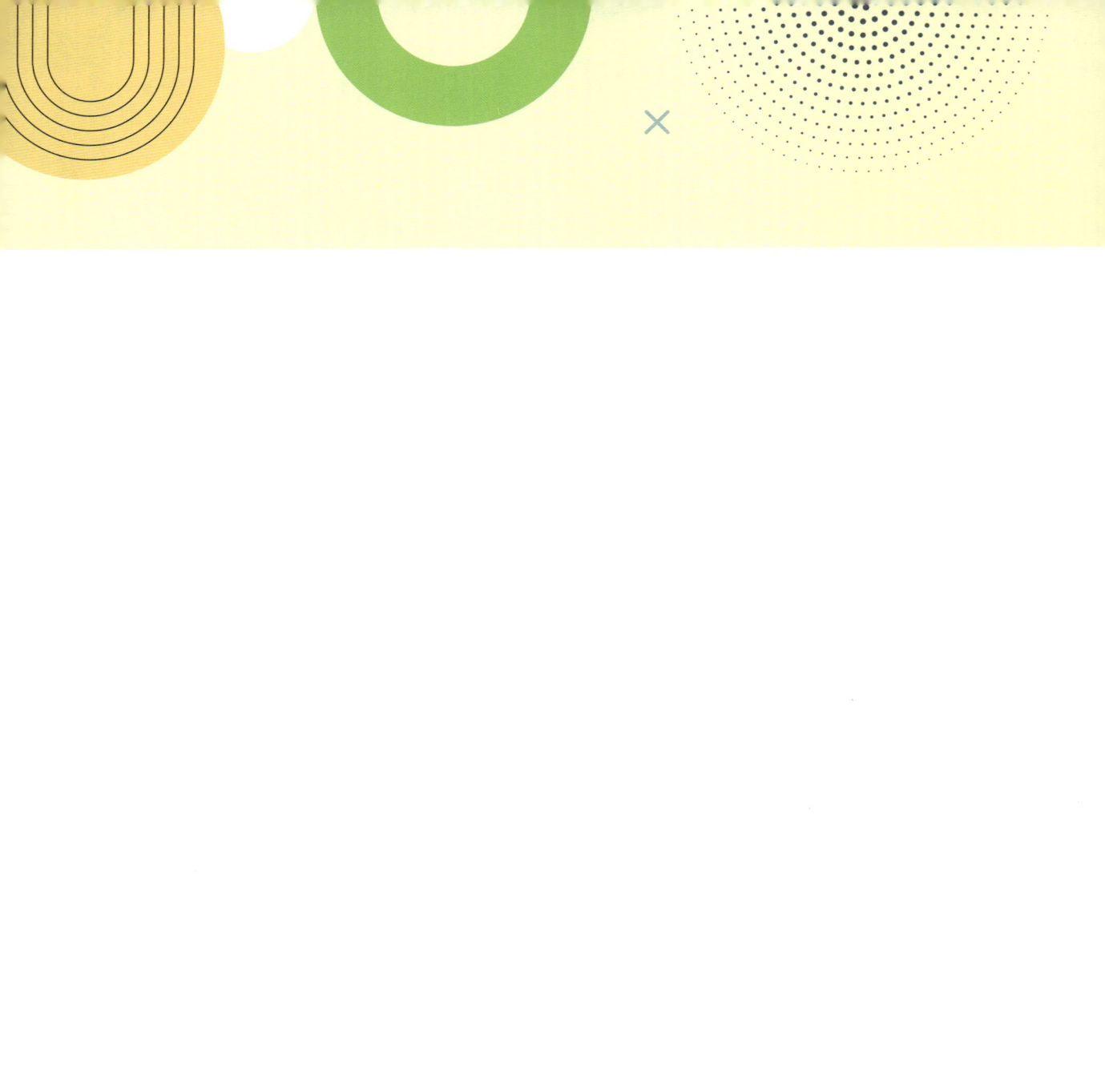

第一章

揭开面纱:走近孤独星球

第一节 面对孤独症的诊断

1. 什么是孤独症

又名自闭症。1943 年，美国约翰·霍普金斯大学的精神病学家欧·坎纳（Leo Kanner）首次提出了孤独症的概念，并将其命名为"早期婴儿孤独症（Infantile Autism）"。

2013 年 5 月，美国精神医学学会（American Psychiatric Association，APA）正式推出了《精神障碍诊断与统计手册》第五版（DSM-V），对孤独症诊断标准做出了具体规定，将孤独症改称为孤独症谱系障碍（Autism Spectrum Disorder）。

孤独症的核心障碍主要表现在两个方面：一是在社会交往和社会互动的多个层面上有持续性的缺陷，目前或既往曾出现过的均可作为诊断依据；二是受限的、重复的行为模式、兴趣或活动。这两种表现同时存在。根据孩子需要支持程度的不同，将孤独症分为三级，一级最轻。

 科普栏
Tips **家长容易出现的误区**

> 孤独症就是性格孤僻，内向。
> 孤独症就是不合群、不愿意和别人玩，多和小朋友玩就好了。
> 孤独症孩子不看人（没有目光对视），我家孩子看人挺好的，不是孤独症，可能是误诊。
> 孤独症孩子不会说话，我家孩子会说话，不是孤独症。
> 孤独症孩子都有情绪问题，脾气暴躁，我家孩子性格温和，不是孤独症。
>
> （提醒：以上这些都是家长的错误理解。孤独症的表现多样，从不会说话到看似伶牙俐齿，从没有目光对视到目光对视比较频繁，从情绪易怒暴躁到性情温和，都有可能出现。孤独症的个体差异很大，不能片面看某个方面的表现，要依据诊断标准的两个方面综合考量，及早发现，及早干预，别耽误孩子。）

2. 如何早期发现孤独症

通常，孤独症 2—3 岁才能确诊，但其实在 10 个月左右就可能出现早期症状。家长可以掌握以下早期筛查方法，及早发现。

第一，"五不"行为，初步发现孤独症表现

中华医学会儿科学会 2017 年发布《孤独症谱系障碍儿童早期识别筛查和早期干预专家共识》，通过孩子的"五不"行为初步发现孤独症表现。

当家长们发现孩子有以下行为时，应尽早带孩子到专业机构，进一步诊断筛查。

（1）不（少）看：指目光接触异常。

（2）不（少）应：包含叫名反应和共同注意。

（3）不（少）指：即缺乏恰当的肢体动作，无法对感兴趣的东西提出请求。

（4）不（少）语：多数孤独症孩子有语言出现延迟。

（5）不当：指不恰当的物品使用及相关的感知觉异常。

第二，预警征筛查，通过量表做到早期发现

使用"儿童心理行为发育问题预警征象筛查表"对儿童进行评定，可由专业人员向父母或其他主要照料者询问后使用筛查表做出判断，家长可以自行了解。

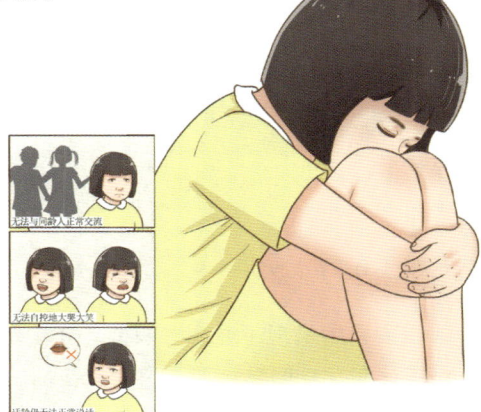

科普栏
Tips 儿童心理行为发育问题预警征象筛查表（0—6岁）

该筛查表由国家卫生和计划生育委员会、中国疾病预防控制中心儿童保健中心组织专家编制。筛查表每一个里程碑年龄的4个条目中，都有与婴幼儿孤独症相关的条目（为红字）。家长可以根据筛查表中的条目，对孩子进行观察，检查有无相应月龄的预警征象。

年龄	预警象征	年龄	预警象征
3月龄	**1. 对很大的声音没有反应**	6月龄	**1. 发音少，不会笑出声**
	2. 引逗时不发音或不会笑		2. 不会伸手及抓物
	3. 不注视人脸，不追视移动的人或物品		3. 紧握拳不松开
	4. 俯卧时不会抬头		4. 不能扶坐
8月龄	**1. 听到声音无应答**	12月龄	**1. 呼唤名字无反应**
	2. 不会区分生人和熟人		**2. 不会模仿"再见"或"欢迎"等动作**
	3. 双手间不会传递玩具		3. 不会用拇食指对捏小物品
	4. 不会独坐		4. 不会扶物站立
18月龄	**1. 不会有意识地叫"爸爸"或"妈妈"**	2岁	**1. 不会说3个物品的名称**
	2. 不会按要求指人或物		2. 不会按吩咐做简单的事情
	3. 与人无目光交流		3. 不会用勺吃饭
	4. 不会独走		4. 不会扶栏杆上楼梯/台阶
2岁半	**1. 不会说2—3个字的短语**	3岁	**1. 不会说自己的名字**
	2. 兴趣单一、刻板		**2. 不会玩"拿棍当马骑"等假想游戏**
	3. 不会示意大小便		3. 不会模仿画圆
	4. 不会跑		4. 不会双脚跳

注：完整的筛查表为0—6岁，此处仅呈现其中0—3岁的部分。

表格中呈现了儿童3岁前各年龄段的预警征象，这些条目如果有一条显示阳性，就提示孩子可能存在发育偏异，需要引起家长们的注意，并及时带孩子到医院进一步筛查、诊断。

第一章 揭开面纱：走近孤独星球

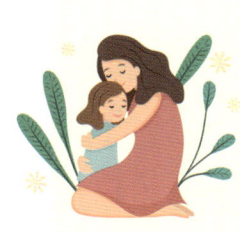

　　小女孩丫丫快要6岁了，模样可爱，个子高挑。从出生起她每次体检都是正常的。丫丫1岁多就有语言，虽然语言不多。因为丫丫的哥哥是两岁半才开始说话的，父母自然地以为丫丫也是语言发育迟缓。直到她两岁多，爸爸妈妈去上班或者下班回到家时，叫她的名字，都不会引起她的注意，妈妈走了或者回来了跟她没有关系似的，她始终沉浸在自己的世界里。
　　妈妈回忆，丫丫在1岁多时就有异常表现。妈妈带她到小区小广场玩，想让她和小朋友一起玩，但是不管妈妈怎么引导，她连看都不看，对小伙伴的游戏丝毫没有兴趣，妈妈想要拉着她强行加入，她直接在原地哭闹，发起脾气来。

　　医院或科室常用的筛查及诊断工具有：孤独症行为量表（ABC）、儿童孤独症评量表（CARS）等。
　　家长掌握了早期筛查的方法后，如发现自己的孩子表现出筛查表中提示的预警征象，就要及时去医院进一步筛查和诊断。家长可以选择到区（县）级妇幼保健院或儿童医院进行复筛，也可以到综合医院的儿科或儿科医院的神经内科、精神心理科挂号。

　　温馨提示：
　　第一，家长填写诊断量表要客观，避免因过于焦虑而主观臆想、逃避或过度判断。
　　第二，对就医有抵触情绪的孩子，家长可提前做准备，带上孩子喜欢的玩具、书籍或者食品等，随时安抚。

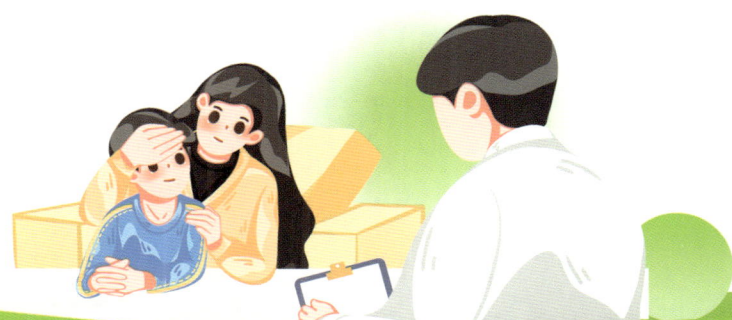

第二节 家长常见问题

1. 孤独症是什么因素导致的？

孤独症涉及的脑生物学因素甚多，是多种因素共同作用的结果。导致孤独症的主要因素包括遗传因素和环境因素。

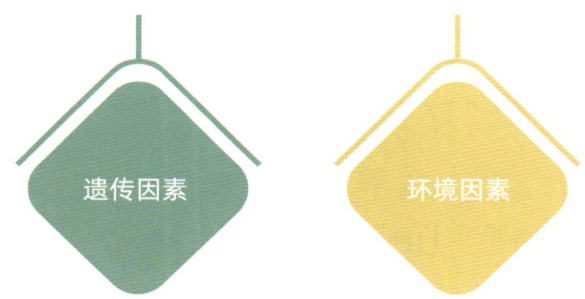

2. 二胎遗传孤独症的概率有多大？

很多研究表明，大部分有孤独症孩子的家庭也能生下健康的孩子，但是他们生出孤独症孩子的概率更高一些。如果没有明确的基因检查，每个家庭的情况就不能一概而论。

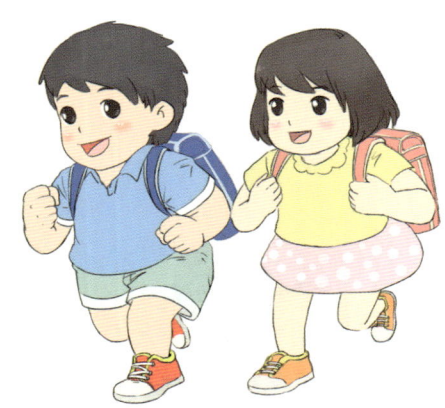

3. 孤独症能治好吗？

目前医学并没有针对孤独症的特效治疗方案，主要依靠康复训练干预。曾有很多家长尝试过干细胞移植、螯合疗法、高压氧舱、针灸等方案，目前还缺乏有力的证据证明这些方案是有效的。新的治疗方案以后还会出现，希望家长理智看待。

有些药物能够有效改善孤独症儿童的情绪和行为问题，但是孤独症的核心障碍，如社会交往障碍和交流障碍，并没有药物可以有效治疗。

4. 孤独症儿童都是天才吗？

孤独症儿童的个体差异很大，只有小部分儿童表现出"孤岛智慧"，如在绘画、音乐、色彩、计算等领域表现突出。但是大部分孤独症儿童是没有特殊能力表现的。

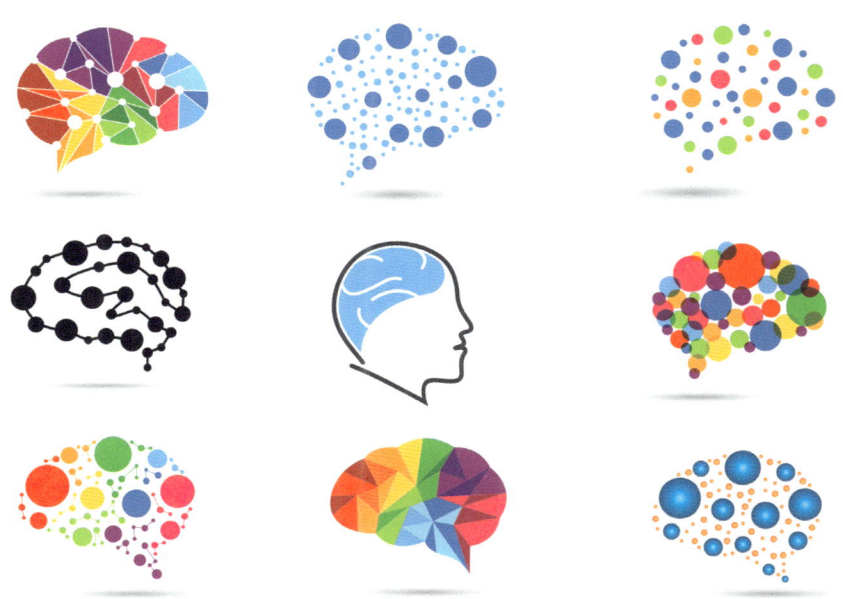

5. 孤独症的发病率是多少？

2023年3月24日，美国疾病控制与预防中心（CDC）发病率和死亡率周报发布报告显示，根据2020年的统计数据分析，美国8岁儿童的孤独症患病率为2.76%(1/36)，4岁的患病率为2.15%（1/46）。

我国国家卫生健康委办公厅于2022年8月22日印发的《0—6岁儿童孤独症筛查干预服务规范（试行）》中指出，我国儿童孤独症患病率约为7‰。

6. 孤独症儿童的男女比例各为多少？

关于孤独症儿童的男女比例，不同的调查有不同的数据。一般认为，孤独症儿童中，男孩的数量明显多于女孩，而且，这一现象在高功能的患儿中更为明显。美国疾病控制与预防中心（CDC）于2023年发布的发病率和死亡率周报中就指出，男孩的患病率约为女孩的3倍。

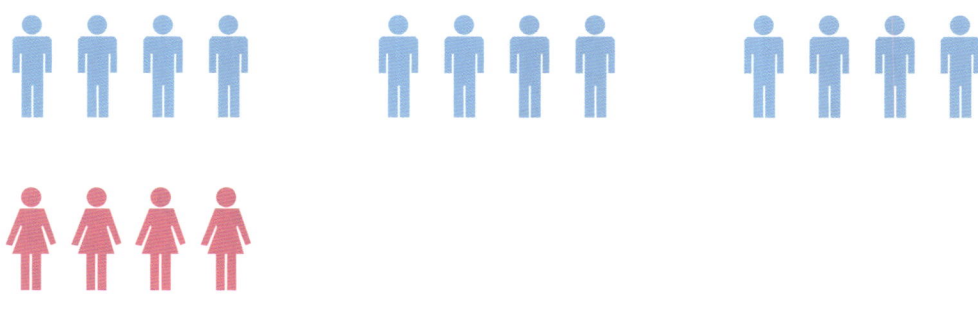

7. 孤独症的常见共患病有哪些？

共患发育问题

智力障碍、注意缺陷多动障碍、言语和语言发育障碍等。

智力障碍和孤独症是两个高度共患的发育障碍。在既往报道中，典型孤独症共患智力障碍的比例高达 75%。多动、冲动以及注意缺陷等注意缺陷多动障碍的核心症状，在孤独症患者中的发生率很高。

共患躯体问题

营养问题、饮食行为异常、胃肠道问题、睡眠障碍和癫痫等。

其中，孤独症儿童癫痫的发病率高达 11%~39%。

共患情绪行为障碍

发脾气、焦虑障碍和问题行为。

焦虑障碍是青春期孤独症患者最易出现且功能损害明显的共患疾病，多见于智力正常的高功能孤独症患者。

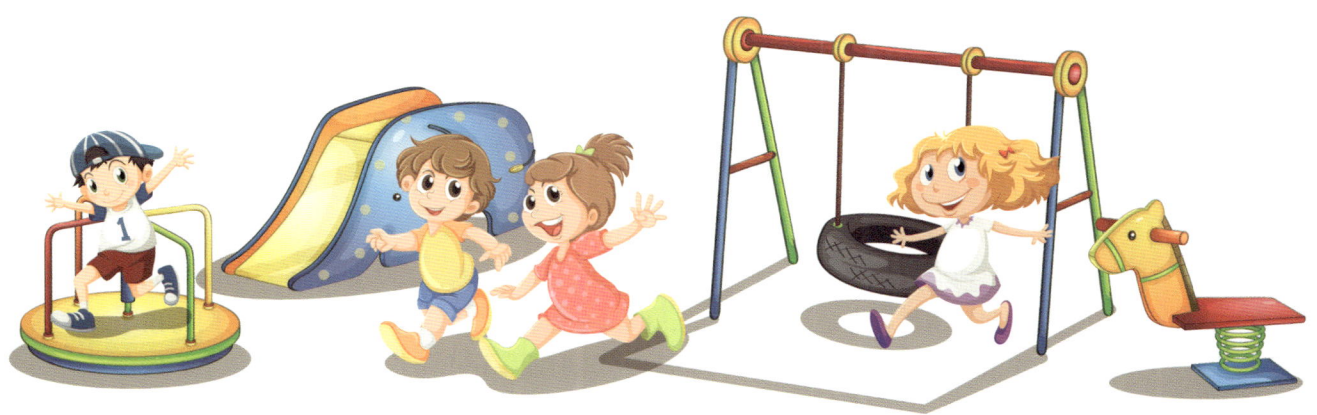

第三节 家长如何正确看待诊断结果

家长对诊断结果存在的认识误区

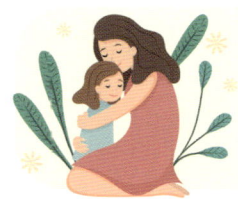

宝宝妈妈问:"老师,医生的诊断书上写着'疑似',还画了问号,让我们回去再观察。是否表示医生也不能确定,可能是也可能不是?"

对于"疑似"诊断,很多家长和宝宝妈妈有相同的理解,也不知道"再观察"什么。有的医生要求过一段时间来复查,有的医生没有这样的要求。等到孩子情况越发严重,家长才不得不带孩子去医院。也有的家长不带孩子去复查,担心被确诊。

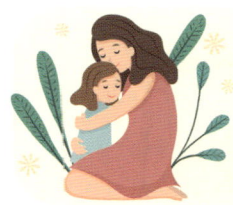

贝贝妈妈问:"老师,医生的诊断书上写着'轻度孤独症',让我们多带孩子出去玩,多和小朋友接触。这样做是不是就没事了?不用去机构训练,孩子自己慢慢就会好了?"

对于"轻度"孤独症诊断,很多家长和贝贝妈妈有相同的理解,认为程度轻,不用特别关注。当然,让孩子和小朋友多接触肯定是有帮助的,但是远远不能满足孩子的成长需要。因为孩子的障碍是综合的,年龄越小,和同龄孩子的差距越小,这时差距还不是很明显;随着孩子长大,差距会越拉越大,障碍也会越来越明显,如不及早干预,等孩子长大了,家长悔之晚矣。

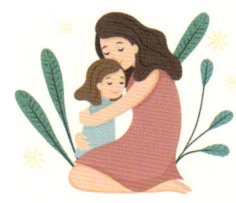

田田妈妈问:"老师,我的孩子诊断为'典型孤独症',是不是程度很重?"

有些家长认为典型就是程度重,于是怀疑诊断,去全国各地医院反复确诊,或者干脆放弃。

通常我们见到的医生诊断书上会写"疑似?""孤独症?""孤独症(或者ASD)""典型孤独症",等等。对这些诊断结果家长都要充分重视并开始着手干预。如果孩子已经表现出明显的预警征象,家长不必等待确诊就可以开始干预了。

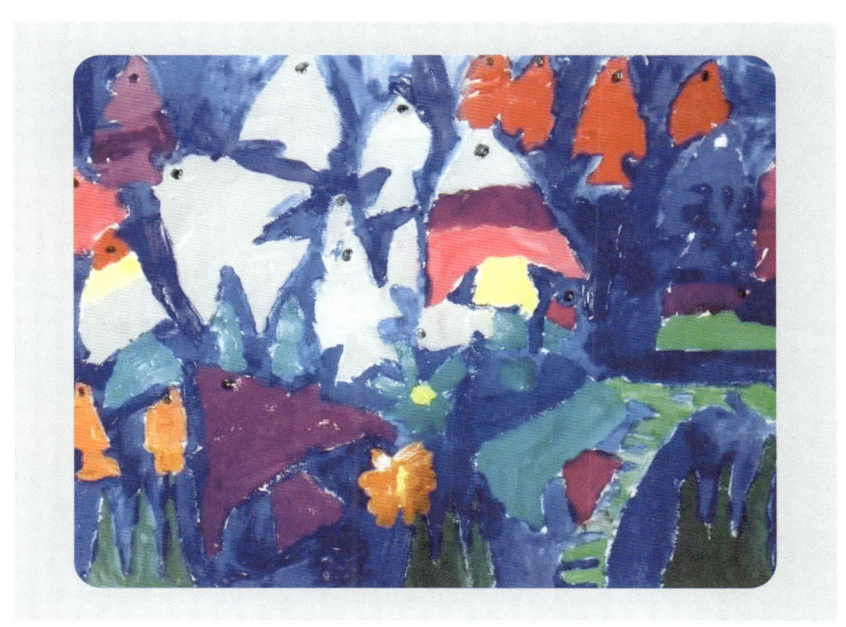

《海底世界》 鄂天骄作品

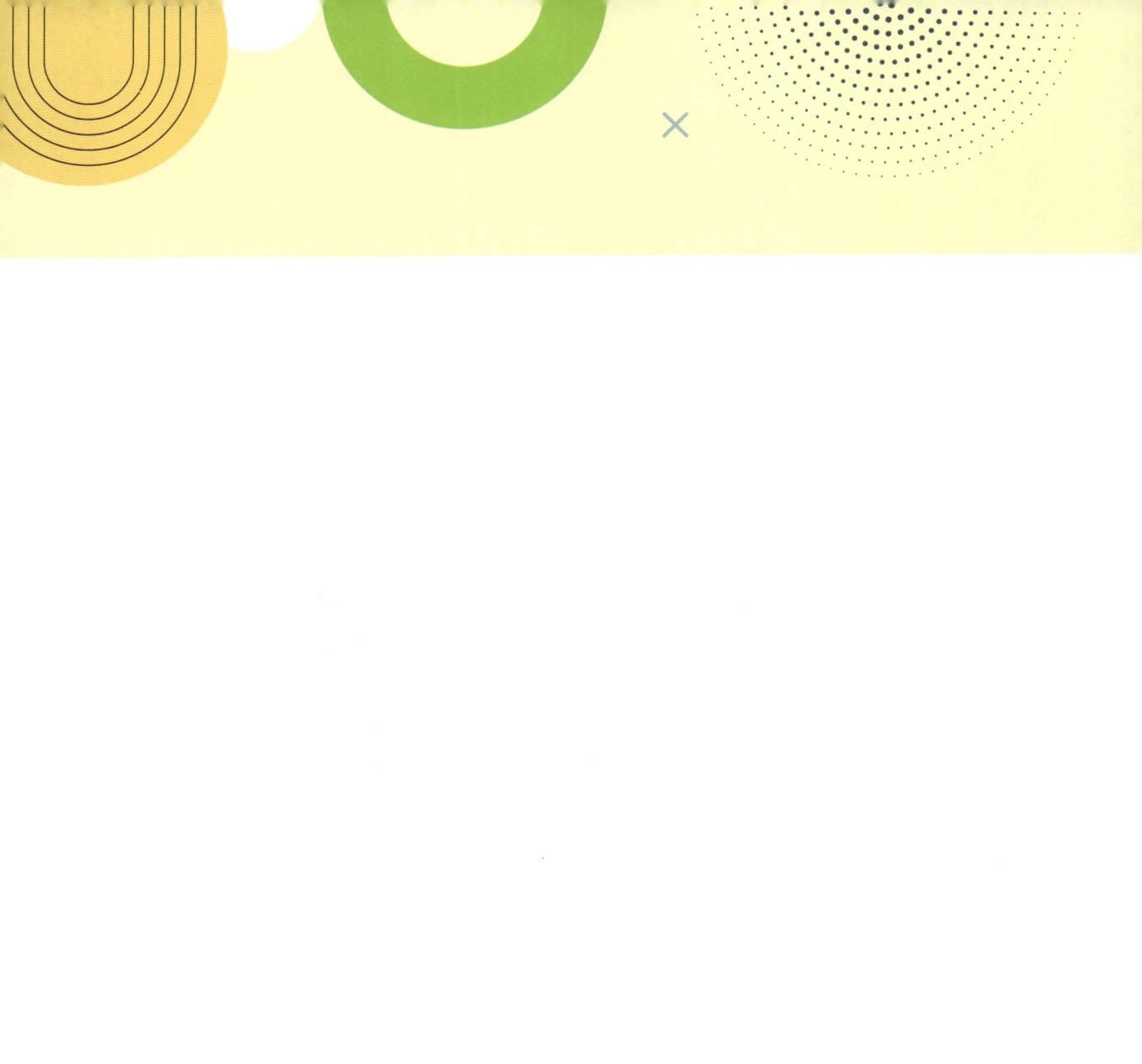

第二章

角色转换：为做好孤独症孩子的父母做准备

家长的角色是老师还是父母?

🌱 家长的角色首先是父母

第一,作为父母,家长要成为懂孩子的人。
第二,作为父母,家长要成为孩子与外界的桥梁。
第三,家庭是孩子的避风港。无论孩子表现多么糟糕,在外面承受多大的压力,父母都要给予无条件的爱和最大的支持。

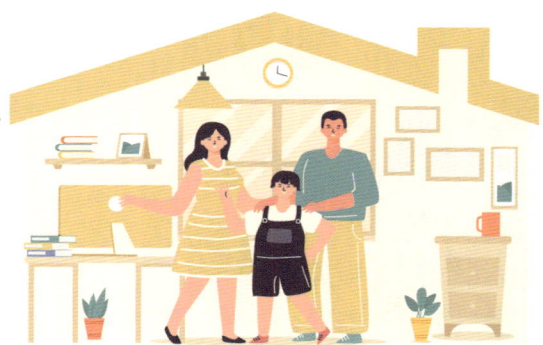

当老师的角色影响亲子关系时,该怎么办?

🌱 **首先尽到家长的本分,保护亲子关系,一切以牺牲亲子关系为代价取得的训练成果都是在走弯路**

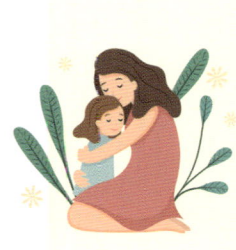

一个6岁的孤独症孩子在向老师解释他的画。老师问:"怎么爸爸妈妈画得这么小?"孩子回答:"我比爸爸妈妈都大,他们就不敢欺负我了。"老师又问:"为什么不给他们画嘴巴呢?"孩子沉默了一会儿,说:"我不想让他们说话。"老师问:"太阳的光芒为什么画得这么长?"孩子回答:"这是太阳的触角。太阳是世界上最大的东西,没有比它大的。我要把太阳吃了,这样我就变得和太阳一样了。"孩子希望自己是强大的太阳,希望父母是弱小的、没有嘴巴的。父母的一片苦心,在孩子眼中都成了负面的东西。这是一个特别容易被忽视的问题。经常会看到很多家长希望通过训练改变现实,在训练中急于求成,甚至以破坏亲子关系为代价,忘记了做父母的本分。

家长学习孤独症专业知识有什么用?

第一,帮助家长了解孩子的特点,理解他的障碍;做一个懂孩子的人,提高陪伴质量。

第二,指导家长处理遇到的问题,帮助周围的人理解你的孩子。

第三,帮助家长分辨、判断、选择机构和老师,避免盲目跟风。

如何爱一个孤独症孩子?

爱孩子的全部,正视他的障碍。

站在孩子的角度考虑问题,了解他的障碍,理解他的行为。

永远站在孩子的角度,体察他情绪行为背后的需要,永远支持他。

爱不是纵容,更不是放弃,爱是理解,是相信。

给予孩子无条件的爱,你会收获孩子意想不到的进步。

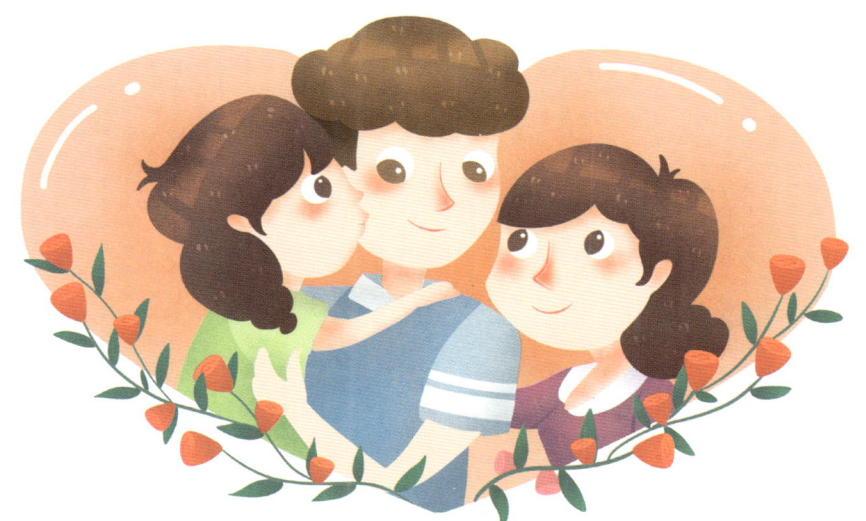

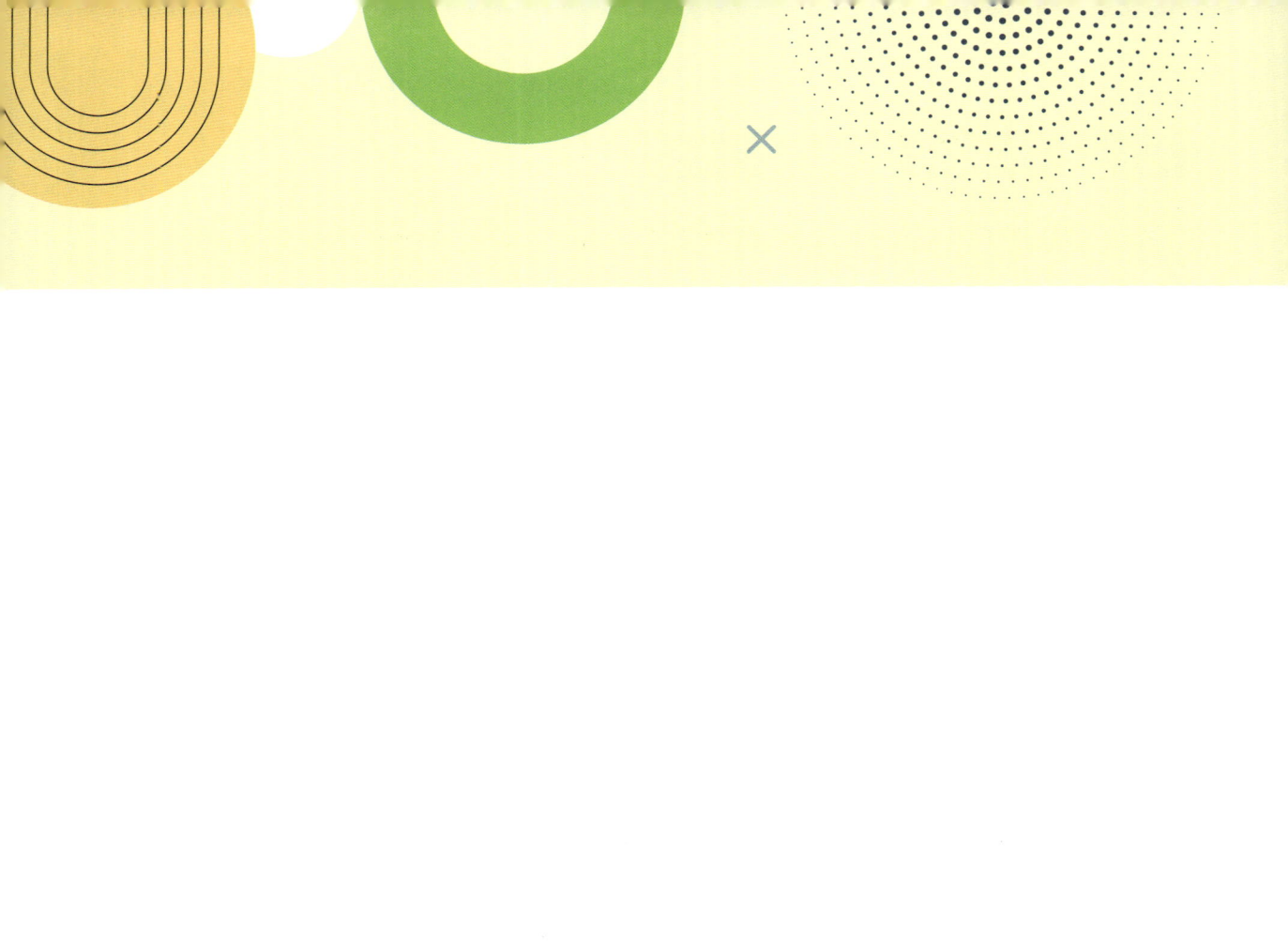

第三章

科学育儿：掌握有效方法

孩子半夜总是起床，怎么办？

策略1　首先到医院检查，排除病理问题，看看有没有影响孩子睡眠的身体原因

策略2　睡眠时间的调整

观察并确定孩子的入睡时间、起床时间和总睡眠时间，重新为孩子设定睡眠计划。

控制睡眠总时长：对于夜间睡眠时间短的孩子，可以减少午睡时间；对于午睡时间长的孩子，可以采用渐进的方式，逐步减少午睡时间；对于不午睡的孩子，安排可以安静从事的活动，比如看书、玩玩具等。

策略3　孩子夜间起床的消退方法

家长不要陪孩子玩耍，尽量要求孩子躺着。

孩子起夜时家长尽量不说话，增加孩子再次入睡的可能性。

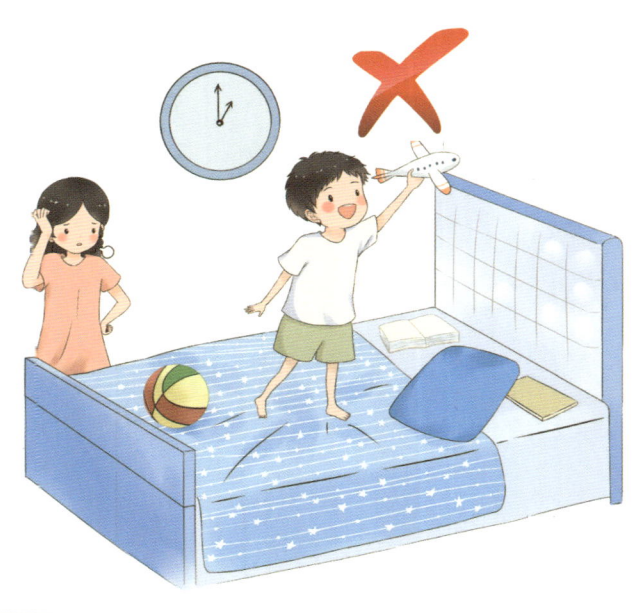
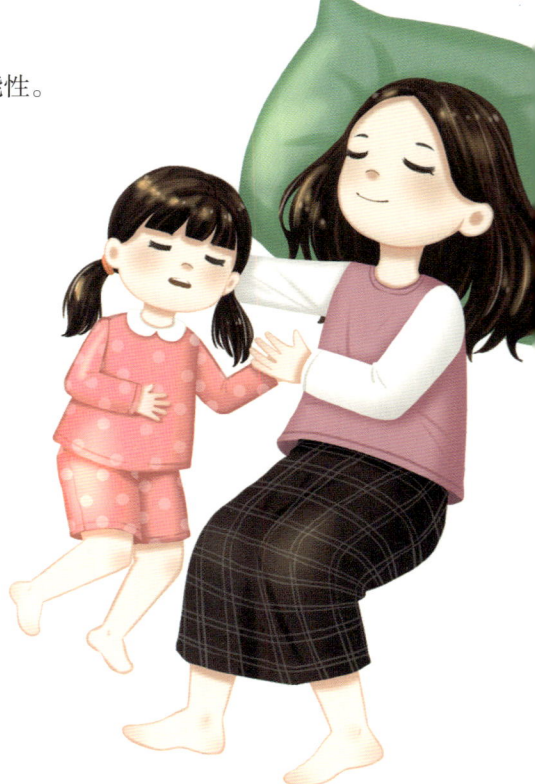

孩子入睡困难,怎么办?

策略 1 睡前避免过度兴奋或焦虑。睡前不给孩子吃含有咖啡因的食物,避免做引发孩子情绪焦虑的事情,可安排一些安静的活动,比如听故事或听舒缓的音乐。

策略 2 创设舒适的睡眠环境。有的孩子对光亮很敏感,有一丝光亮就睡不着,需要窗帘有很好的遮光性;有的孩子需要开灯才能入睡,光线柔和、亮度适合的夜灯很重要。

策略 3 将孩子的就寝时间安排在接近自然入睡的时间,并逐渐提前入睡的时间,直到二者相符。

策略 4 固定上床时间和睡前活动。

策略 5 白天适当增加运动量,**帮助睡眠**。

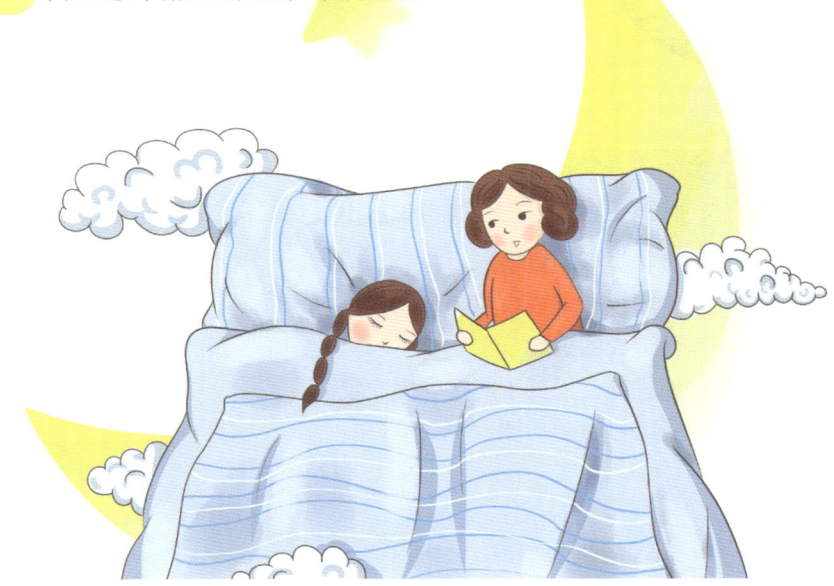

孩子严重挑食，怎么办？

🌱 **1. 家长带孩子到医院排查有无食物过敏和胃肠道问题**

有些食物会让孩子腹胀、便秘等。

🌱 **2. 与感觉特点有关的挑食**

(视觉：食物形态造成的挑食)

策略：改变食物形态，比如将土豆丝改成土豆块等。

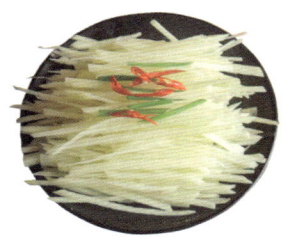 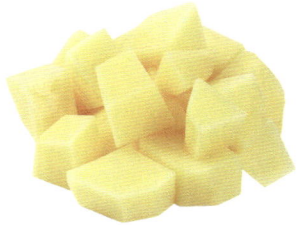 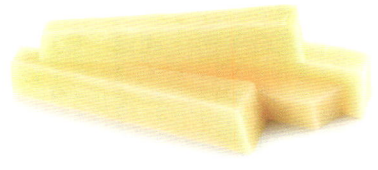

(口感：不喜欢脆的或者软烂、黏稠的食物)

策略：进餐时，将孩子喜欢吃的食物与少量不喜欢的食物组合，让孩子慢慢适应。

🌱 **3. 尝试与喜欢的食物类似的食物**

选择与喜欢的食物颜色相同或口感相似的食物。

🌱 **4. 因咀嚼功能差而造成的挑食**

食物的大小、软硬程度，视孩子的接受度而定。
平时要注意帮孩子练习咀嚼功能。

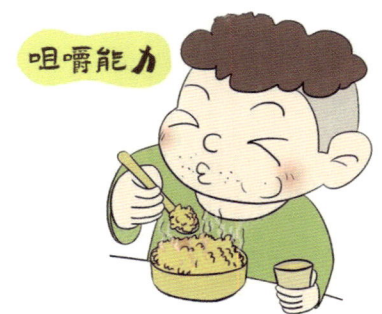

孩子吃饭时注意力不集中,常离开座位,怎么办?

策略1 创设安静的就餐环境。关掉电视、电脑等,避免干扰。

策略2 固定吃饭时间,饭前不吃零食。

策略3 固定就餐座位。

帮孩子建立吃完饭方可离开座位的意识。一开始可将食物分成几小份,孩子吃完一小份后方可离开座位,然后再回到座位吃完下一份。随着孩子安坐能力的增强,可逐步减少食物的份数,增加每份食物的分量,从而一点点减少孩子吃饭时离开座位的行为。

当孩子离开座位时,家长切忌追着喂饭,以免养成不良习惯。

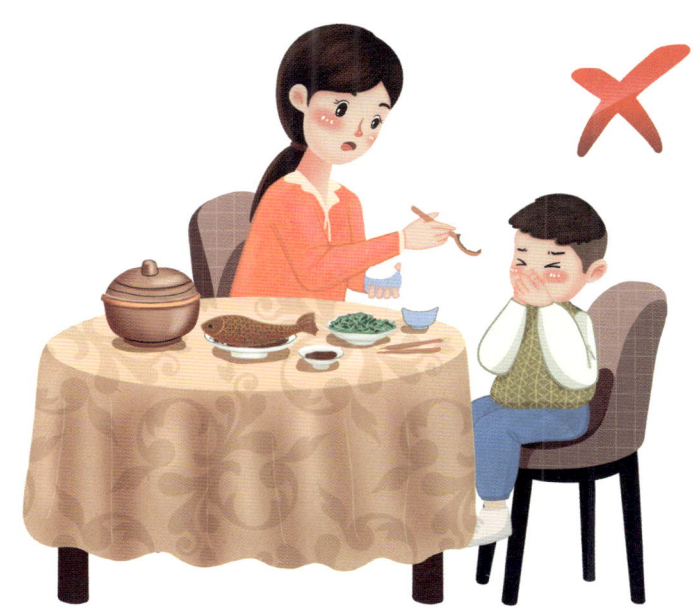

孩子离不开尿不湿，怎么办？

策略 1

步骤 1：帮孩子适应马桶

选择一个孩子喜欢的小马桶垫，贴上孩子喜欢的贴画。

孩子没有便意的时候，带他在马桶上坐一下，帮助他适应马桶。

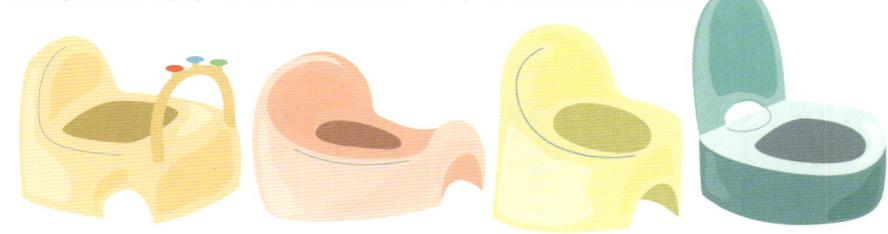

步骤 2：定时带孩子上厕所

观察记录孩子小便间隔的时间，定时带孩子去上厕所。

观察孩子每天大便的时间和次数，固定时间，形成规律。一旦养成习惯，孤独症孩子是非常守时的。

策略 2

及时鼓励孩子的每一次进步

孩子从完全抗拒到可以靠近马桶，距离越来越近。

孩子抗拒的强度变弱、抗拒的频率降低。

孩子在马桶上坐的时间逐渐延长。

策略 3

全家一致，始终坚持

全家人要态度一致，要求一致，始终坚持。切忌半途而废。

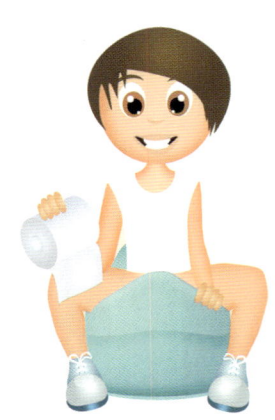

孩子不会表达要上厕所，怎么办？

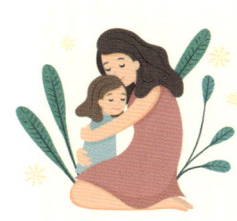

小米一岁半时诊断为孤独症，一直由奶奶带。小米今年5岁了，不会表达要上厕所，大小便有时还会拉在尿在裤子里。奶奶每天要洗好几条裤子。奶奶认为学习认知和语言很重要，生活上帮他处理好了，可以省下时间学习。所以每次小米大小便弄脏裤子，奶奶都帮助他换好裤子，以便抓紧时间去上课。很多家长和小米奶奶的想法一样，认为生活自理不重要，所以没有从小有意识地训练孩子。奶奶每次都在事后帮助小米处理，所以小米并不知道有便意时应该如何表达。

策略1 建议家长先到医院排查孩子是否有病理性问题。

策略2 根据平时排便规律，定时提醒孩子上厕所，让孩子将便意和厕所建立联结。

策略3 用便盆作为过渡，让孩子有便意就主动找便盆。

步骤：起先可以将便盆放在客厅里；而后可以把厕所门打开，把便盆放到厕所门口；最后将厕所门关上，让孩子有便意时主动打开厕所门找便盆。

策略4 排便前要求孩子自己脱裤子。

将脱裤子与小便建立联结，孩子有便意时可能会用拽裤子来表示。

策略5 口语表达。

有语言能力的孩子，可要求其用语言表达，如"尿尿""我要尿尿"等。

小妙招

口语表达是要培养孩子将便意和口语"尿尿"联结，然后往厕所跑。所以针对有语言能力的孩子，当孩子有便意时，家长每次都要说"尿尿"，帮助孩子建立联结。这样一段时间后，孩子的主动表达就诱导出来了。

孩子只上家里的卫生间，拒绝在外面上厕所，怎么办？

运用任务分解的方法：
- **步骤1**：从选择孩子喜欢的卫生间开始，比如孩子喜欢照镜子，卫生间里可以挂很多镜子。
- **步骤2**：做"预告"：告诉孩子"明天来"，让孩子有个心理准备。
- **步骤3**：鼓励和坚持要求，比如一开始要求孩子进卫生间照镜子即可，及时强化。
- **步骤4**：在外面，选择人少的时间去厕所，万一孩子出现突发状况比较容易处理。
  去之前喝足够多的水，保证有尿意。
  估计时间差不多的时候，带孩子进厕所，帮孩子顺利排便，及时强化。
- **步骤5**：巩固后，帮孩子适应其他外面的厕所。

怎样教孩子洗手？

- **步骤1**：通过任务分解，将洗手分为10个步骤，如下图。
- **步骤2**：从孩子最容易入手的内容开始。
- **步骤3**：训练顺序可以从后向前或从前向后。
- **步骤4**：待所有步骤熟悉后，要求孩子独立完成整个洗手流程。

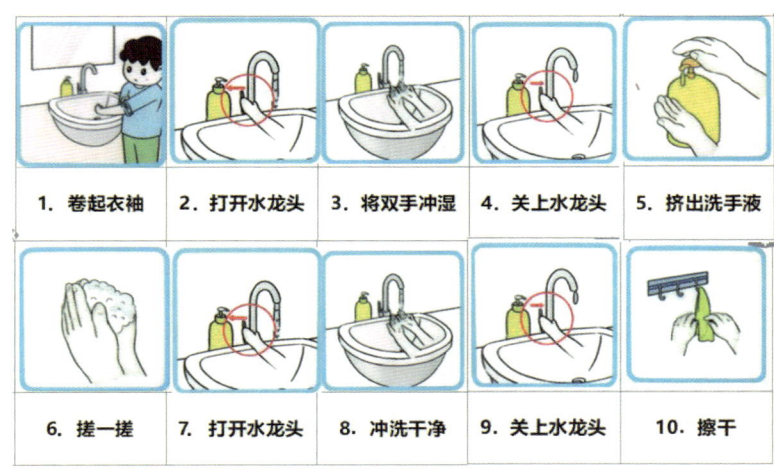

孩子不会扣扣子,怎么办?

策略1 使用任务分解的方法循序渐进地练习

比如:先练习扣大衣上的大扣子,再过渡到小一点的扣子,再到衬衫上的小扣子,帮孩子循序渐进地练习。具体步骤如下。

1. 把大衣放在桌子上,整理平整,两侧衣襟对齐。
2. 家长把扣子的一半塞到扣眼里,让孩子扣上扣子;这一步熟练后,再把扣子塞到扣眼里一点点,让孩子扣上扣子;这一步熟练后,让孩子自己将扣子扣进扣眼中。
3. 练习双手配合。一只手拿扣眼,另一只手将扣子穿到扣眼里,将衣服上的扣子依次扣好。可以按照从上到下或者从下到上的顺序,看孩子方便。
4. 孩子独立尝试将大衣穿在身上,扣好扣子。

策略2 坚持练习,家长不要代替孩子

策略3 锻炼孩子上肢的稳定性和手指的灵活性

增强孩子的上肢力量,有助于提高手臂的稳定性和协调性。
练习剥豆子等,可以锻炼孩子手指的灵活性。

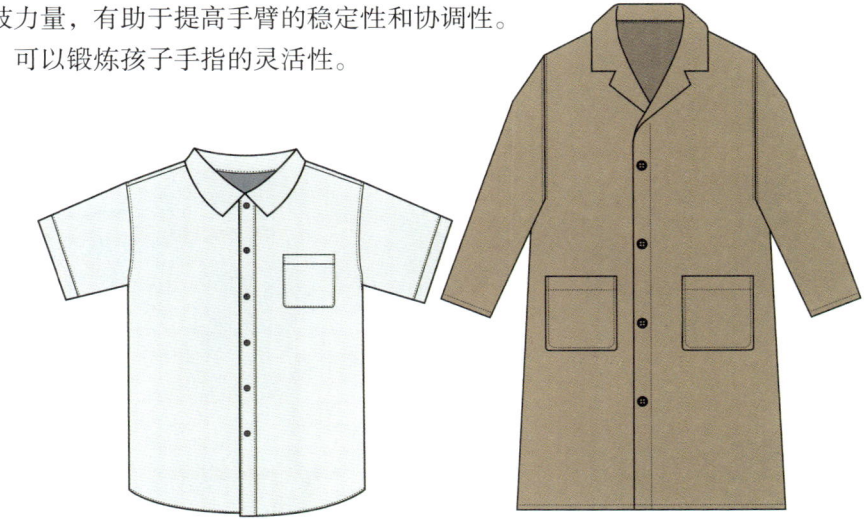

孩子拒绝换衣服，只穿一件固定的衣服，怎么办？

- **步骤 1**：选择质地、颜色相似的衣服，尝试给孩子更换。可能需要多次尝试。触觉敏感的孩子可改用别的相似的旧衣服。

- **步骤 2**：在衣服上贴上孩子喜欢的图案等，吸引孩子穿上。
  让孩子参与挑选自己喜欢的衣服，选择喜欢的图案、颜色等。

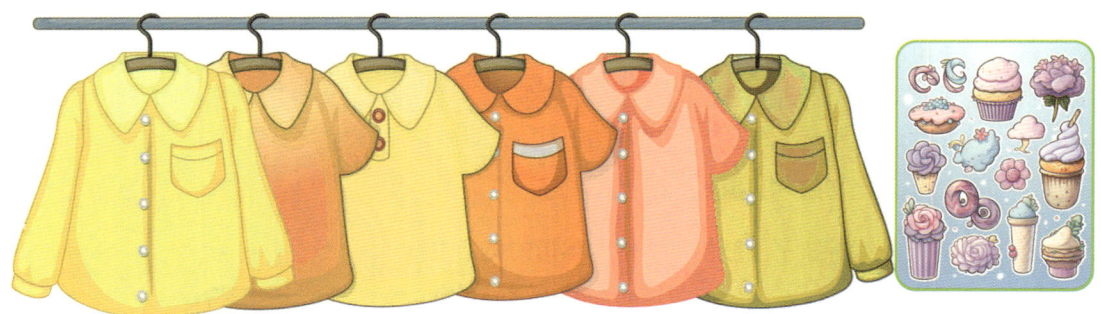

- **步骤 3**：全家人态度一致，要求一致，给孩子适应的时间。
- **步骤 4**：注意锻炼孩子接受事物的变化。

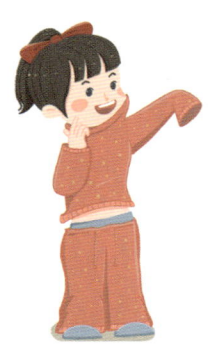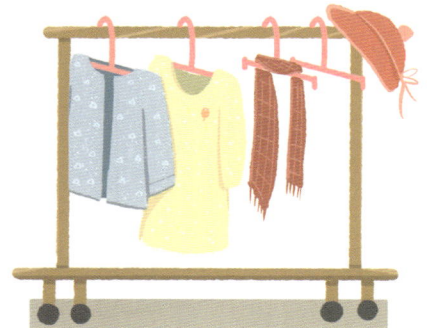

孩子一出门就到处乱跑，不知道跟着大人，怎么办？

策略1 通过互动游戏，让孩子练习关注家长。
游戏：
孩子按要求揭掉家长脸上的贴画、藏猫猫等。

策略2 训练跟随。
游戏：
家长走，孩子跟着走；家长停，孩子也停下来。
外出时，培养孩子走到前面等家长的习惯。

策略3 在安全区域内，满足孩子奔跑的愿望，避免过度限制。

策略4 通过社交故事，帮孩子理解不跟随家长的后果。

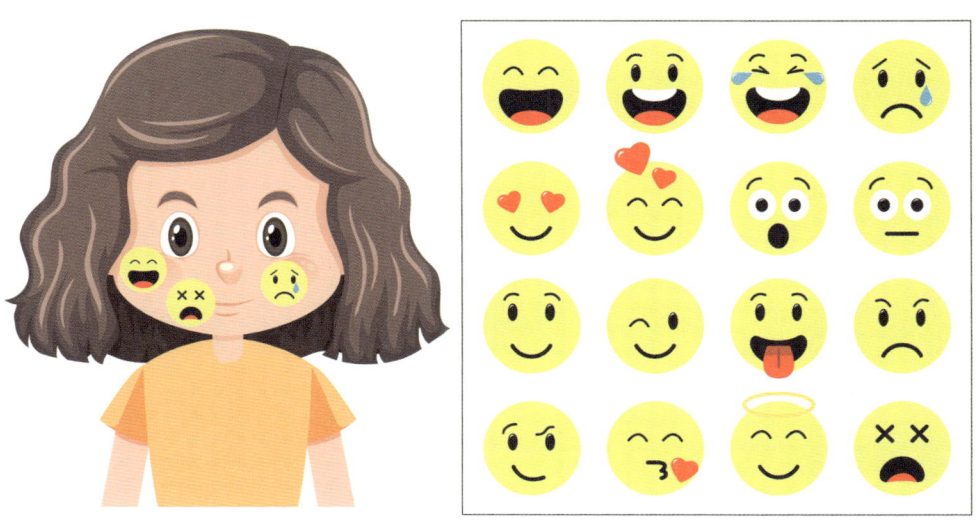

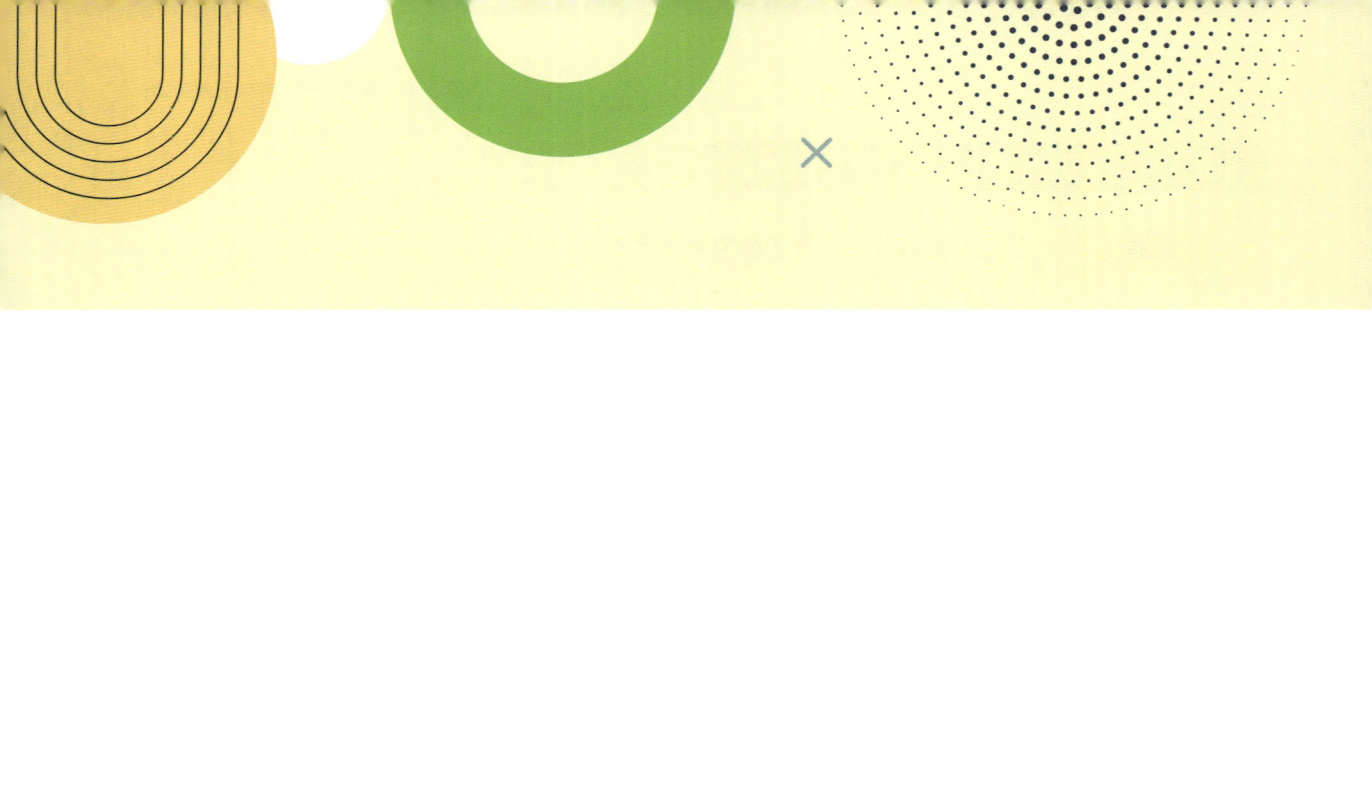

第四章

问题解决：突破核心障碍

第一节 情绪行为问题

孩子毫无征兆地情绪崩溃,怎么办?

策略1 把孩子带到一个相对安静的地方,让他冷静下来;家长陪着孩子,避免孩子出现自伤行为。冷静过程中,家长要保持安静,不要急于讲道理,以免激惹孩子情绪。待孩子情绪平复,不要训斥,避免情绪再次爆发。分析原因再做处理。

策略2 如果孩子出现攻击或者自伤行为,要及时制止。如果孩子行为激烈,家长可以从背后抱住孩子,帮助孩子把行为强度降下来。孩子可能出现用头撞、咬、踢等行为,注意防范。

策略3 回忆刚才、早晨、昨天发生的事,或者环境中有什么让孩子触景生情的。询问孩子,如果猜对了,孩子的情绪问题会得到缓解。

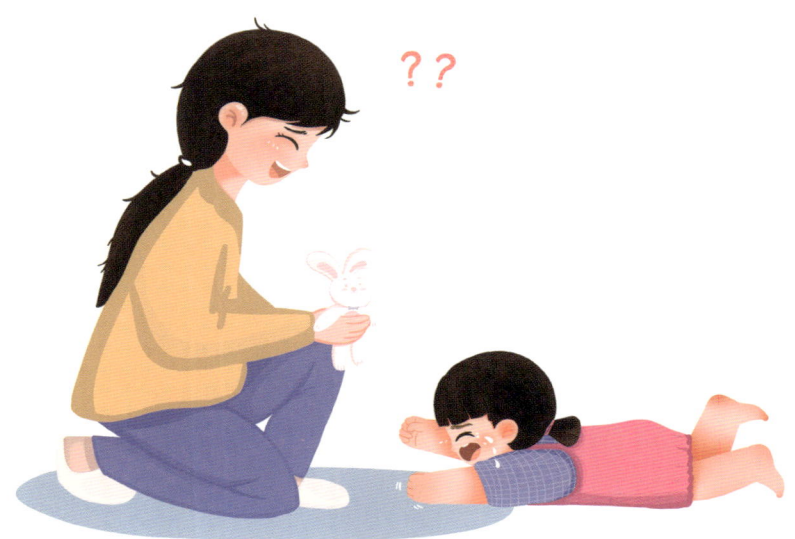

孩子沉迷于某个玩具\电视节目\活动\玩法等，怎么办？

策略

第一步 家长主动参与孩子的游戏。

第二步 从孩子的兴趣入手，借机引入新玩法，孩子一开始会拒绝，要坚持尝试，切忌心急。

第三步 以孩子能接受的方式和速度，坚持不断尝试变化，使孩子接受新事物。

孩子玩马桶里的水，怎么办？

策略1 给孩子提供玩水的时间和空间，满足孩子玩水的欲望。

策略2 告诉孩子，什么地方的水可以玩，什么地方的水不能玩。

策略3 带孩子游泳，参与家务劳动，如洗菜、洗衣服等。

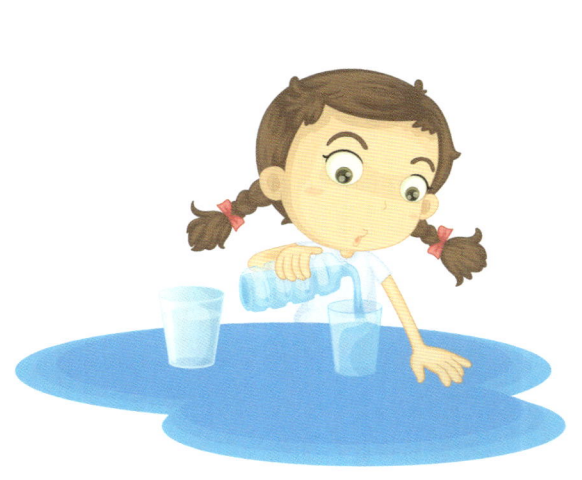
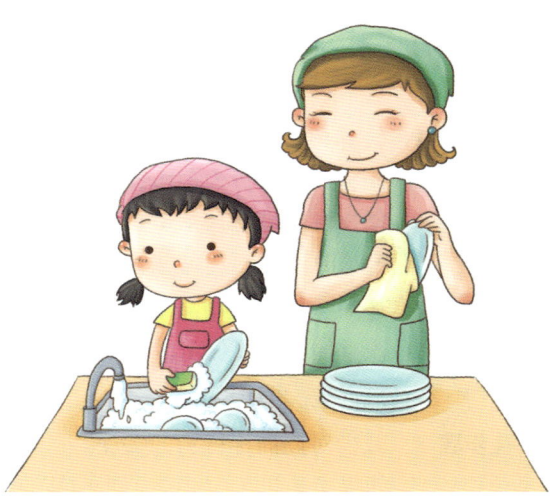

孩子拒绝去新地方，怎么办？

可以从孩子喜欢的娱乐场所（或者喜欢的娱乐设施）开始，以公园为例：

- **策略 1** 使用视觉支持，提前制作公园介绍册，展示公园的样子，介绍在公园可以干什么。
- **策略 2** 使用活动流程表，告诉孩子活动的安排。
- **策略 3** 带着孩子喜欢的食物或玩具一起去公园，减轻孩子的焦虑感。
- **策略 3** 在公园拍照片，回家看照片回忆。

孩子一看见别人拿着矿泉水瓶，就会抢过来撕掉标签，怎么办？

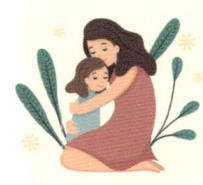

案例：毛毛是个3岁的孤独症男孩，没有语言。他不能看到电线插在电源插孔里，看到就要拔下来；不能看到矿泉水瓶子上有标签，看到就要撕下来。夏天，他看到马路上有人拿着矿泉水瓶，就会飞速跑去抢过来，撕掉标签，并把水倒掉。家里需要有人随时看着他，为了节省精力，妈妈把家里所有瓶子上的标签都撕掉了。

步骤 1： 转移孩子的注意力。

孤独症孩子行为刻板，是因为兴趣狭窄。

家长可以带着孩子做事情，把他从对标签的专注上拉出来。及时鼓励他做别的事情，哪怕时间很短。一开始会很艰难，要坚持，不断尝试转移孩子的注意力。

步骤 2： 还原家中日常用品本来的样子。

该有的标签要保留。帮助孩子了解物品的本来面目。如果孩子撕了就再贴上，不要指责他。

步骤 3： 减少对撕商标行为的关注。

如果家长过于关注孩子撕标签的行为，孩子就很容易将此行为作为引起注意的手段。引导孩子将专注力集中在应该做、能做的事情上。

孩子在家不听指令,怎么办?

运用强化、辅助策略

家长发出指令后及时辅助,跟孩子一起做,完成之后,家长马上给予强化。
↓
家长发出指令后,孩子独立做,完成之后,家长马上给予强化。
↓
家长发出指令后,孩子迅速做出正确反应,家长马上表扬孩子。
↓
孩子可以独立、迅速地完成任务,家长偶尔表扬孩子。
↓
孩子可以稳定地独立完成任务,养成习惯,家长不再表扬孩子。

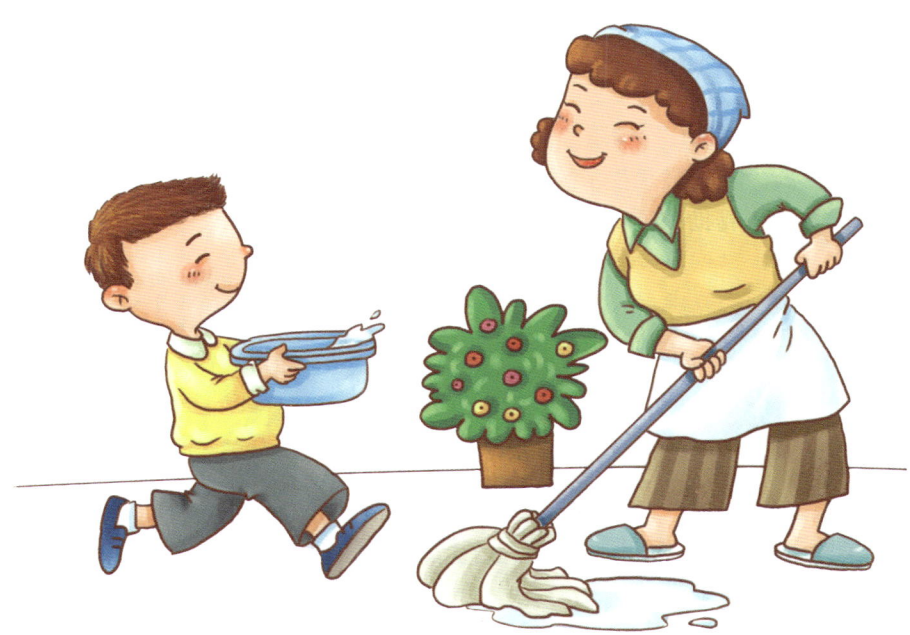

孩子遇到难题就退缩，怎么办？

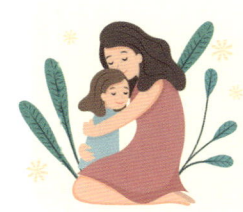

皮皮6岁，马上到上学的年龄，妈妈很着急。除了在机构训练外，还请了个训老师在家里教皮皮数学、拼音等。可是，每次上课皮皮都大哭，喊着"我不上课"。妈妈抱怨说："皮皮从小就这样，系鞋带、用勺子……哪件事我都要逼着他才肯学，扣子到现在还扣错呢，这怎么上学啊！"

策略 1 学习目标要适合孩子的接受程度。
及时观察孩子的反应。对于困难，有的孩子表现为焦虑、生气；有的则表现为注意力不集中，用走神来逃避。及时检查目标是否适合孩子的能力。

策略 2 及时辅助。
不要考孩子，减少孩子的胆怯心理。

策略 3 增加正向情绪体验。
及时鼓励孩子的努力，帮助孩子建立信心。
帮助孩子积累成功经验，体验成就感。

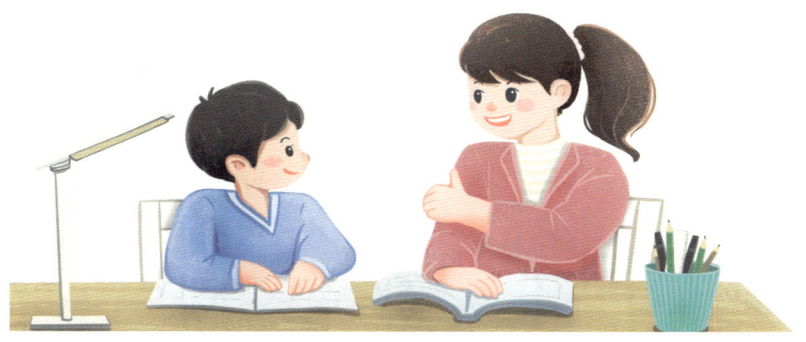

孩子的要求没有被满足，出现自伤行为，怎么办？

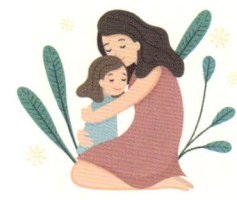

毛毛是个3岁的孤独症男孩。在家里经常发脾气、咬手、头撞墙、打头等。一天，妈妈带毛毛去超市，毛毛想要冰激凌，妈妈担心天气太凉吃冷的不好，不同意买，拉着毛毛就要走。毛毛坚决不走，躺在地上用头撞地、咬手，周围的人都劝妈妈，妈妈只好买了冰激凌，毛毛这才乖乖地和妈妈回家了。

家长首先要确认，孩子的要求是否确实不应该被满足，而不是过度限制孩子。
家长要分析原因，针对不同原因的行为采取不同对策。

策略1 提前告知孩子，预防自伤行为的发生。

策略2 当孩子看着家长并故意做出自伤行为时，家长应立刻转过身去或者假装离开。没有了观众，孩子的自伤行为自然就会减弱甚至停止。当然前提是一定要确保孩子的安全。

策略3 自伤行为发生时，马上将孩子带到相对安全的地方，让孩子冷静。

策略4 家人应保持一致、坚持制止，否则孩子的自伤行为会愈演愈烈。

策略5 选择人少的超市或者在人少的时间去超市。

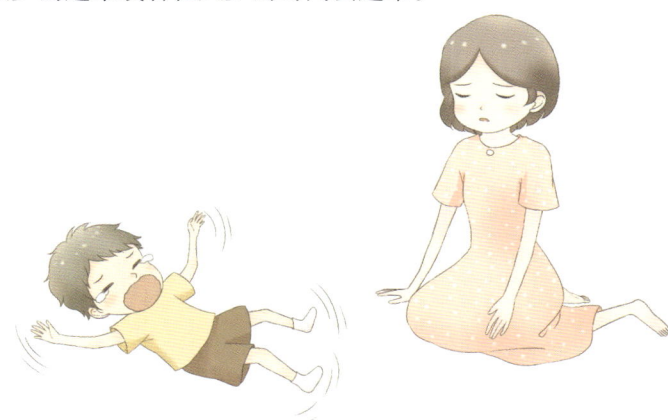

家长对孩子要求过度引发了攻击行为或自伤行为，怎么办？

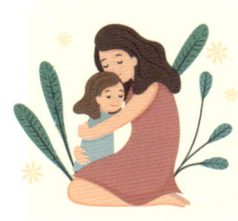
6岁的天天在机构训练了三年，每天上课时，爸爸坐在天天后面，天天表现不好就会被爸爸踢。该上学了，爸爸决定先送天天上幼儿园以适应集体生活。在幼儿园，只要别人不注意，天天就把字和算术题写得满桌子满墙都是。他还会翻越楼梯，抠小朋友的眼睛，拔小朋友的睫毛，甚至试图用剪刀剪小朋友的头发，用大头针扎小朋友的眼睛。越是惩罚，这些问题行为越频繁。爸爸除了打孩子，别无他法。

策略 1 给予孩子放松的机会，满足孩子的心理需要。

策略 2 给予孩子肯定。
渴望被肯定是继放松后孩子的第二大心理需要。孤独症儿童的家长往往满眼都是孩子的问题，孩子得到肯定的机会太少，心理落差就会很大。当孩子努力的时候，家长要及时鼓励他，孩子的努力被看到，才有继续努力的动力。孩子的自信心就是这样慢慢培养起来的。

策略 3 对孩子的要求应适度，在孩子的心理承受范围之内。

策略 4 家长及时调整自己的心态，不要把焦虑传递给孩子。

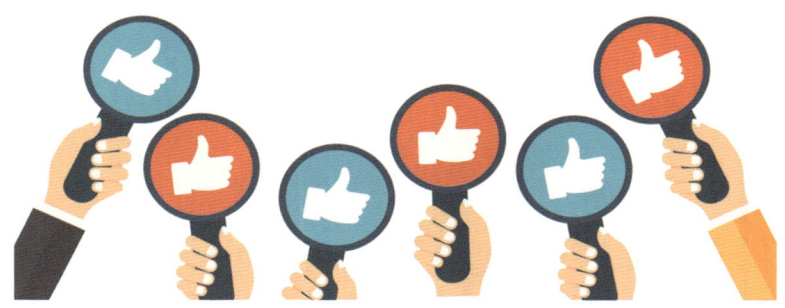

孩子与小伙伴一起玩玩具时，因争抢而出现攻击性行为，怎么办？

策略

- 1.家长可以事先分配玩具，制订规则，预防争抢行为的发生。
- 2.攻击行为一旦发生，家长要及时介入；如果孩子情绪过激，可转移其注意力。
- 3.鼓励孩子使用语言辅助，如"你不要动我的玩具"。
- 4.示范：妈妈再拿一个玩具来，让孩子学习与小伙伴交换或轮流玩。

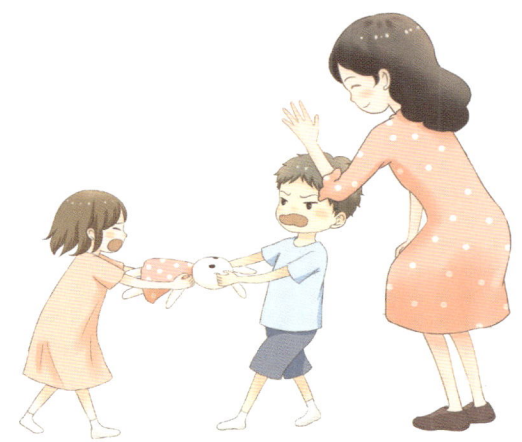

孩子抢小朋友的食物，怎么办？

- **步骤1：** 在家里，学习保护自己的东西。
  比如：吃东西每人一份，不允许别人拿走自己碗里的食物。
- **步骤2：** 在家里，学习不拿别人的东西。
  比如：吃东西每人一份，吃完自己的，不能再拿别人的食物。
- **步骤3：** 看到别人的食物想要，可以向妈妈提出要求，自己不能随便拿别人的东西。

孩子听到某些声音发脾气，怎么办？

策略 1　对声音的逐步脱敏

从小的音量开始，帮孩子逐步适应；或者调整与声源的距离，待孩子完全适应后再调高音量或者拉近距离。

策略 2　常态反馈孩子对敏感声音的反应

通过家长的态度影响孩子，减轻孩子的焦虑。

策略 2　提高孩子对某些声音来源的认知

让孩子参与、观察、了解声音的产生过程，通过亲自实践增加经验。

知识点 Tips
孩子的情绪行为问题能预防吗？

> 预防是解决情绪行为问题最有效的方法之一，而预防的前提是了解问题发生的原因。
> 根据功能分析，我们知道：
> 孩子对课堂内容参与度有限、感到无聊的时候，或者在家里无所事事的时候，都有可能出现行为问题。我们可以安排孩子做别的事情，比如家长陪孩子玩玩具、看书或者带领孩子做家务等。让他们没有无聊的时间，问题行为就可以预防。
> 对于因发生变化而产生的情绪问题，最有效的预防方法是提前告诉孩子将要发生的变化，让孩子有心理准备。当然，不是所有的变化都可以提前预知。
> 对于因任务难度大、感到有压力产生的情绪问题，可以用任务分解的方式，从易到难，让孩子逐步接受，孩子就不会有这么大的反应了。
> 孤独症孩子的情绪行为问题是否能够预防，取决于家长对孩子的了解。家长越了解孩子，孩子行为问题出现的概率越低。

孩子在飞机上大哭大闹,怎么办?

孤独症孩子由于感觉系统的异常,在狭小、拥挤、嘈杂、阴暗的环境中会感觉非常不舒服,对此很抵触,比如潮湿、幽暗的卫生间,嘈杂的音乐厅,狭小的餐厅等。他们更喜欢宽敞明亮的宾馆、酒店大堂、候机厅等。机舱内空间狭小、封闭,正值假期,人多拥挤,这些都会让孤独症孩子感到不舒服,甚至哭闹。

策略

根据任务分解的思路,步骤如下:

1. 提前帮助孩子适应狭小、封闭的空间。比如带孩子去狭小的餐厅吃饭,从买了饭带走,慢慢过渡到一起坐下来吃饭。停留的时间由短到长,帮助孩子逐渐适应。一开始应选择人少的餐厅。

2. 帮孩子适应人多的环境,如商店、菜市场、火车站等。

3. 帮孩子适应狭小、人多的环境。比如中午吃饭的时候带孩子适应狭小、人又多的餐厅。

4. 延长孩子在狭小封闭环境中的停留时间,逐渐接近飞机的航行时间。

5. 尝试带孩子坐飞机,实地练习,从短途航行开始。飞行途中用孩子喜欢的玩具、图书等吸引孩子,转移注意力,减轻不适感。

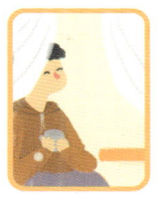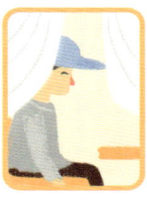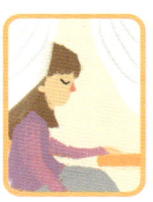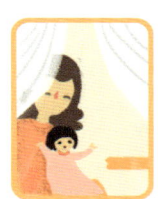

孩子看到别人哭，会凑过去笑，应该怎么办？

策略 1   **在日常生活中，帮助孩子学习感受情绪。**
吃到喜欢的冰激凌时的感受是开心，妈妈不给买冰激凌时的感受是生气等。

策略 2   **教孩子通过自己的经历，感受、理解别人的情绪。**
在情境中教孩子理解他人的表情和感受。比如：妹妹的零食掉在地上，哭了。

策略 3   **游戏：猜猜他怎么了。**
比如：家长出示一张小朋友哭的卡片，让孩子猜猜"他怎么了？"。孩子可以根据自己的经验说"爸爸打他了""没有吃到冰激凌""摔跤了"等。

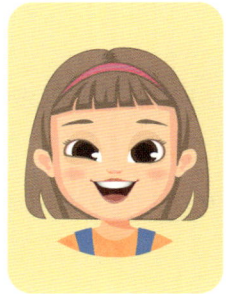 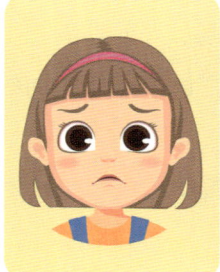 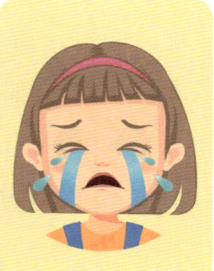 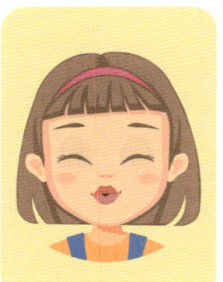

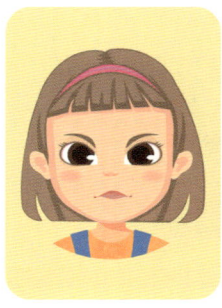 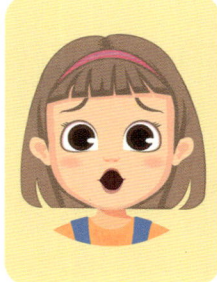 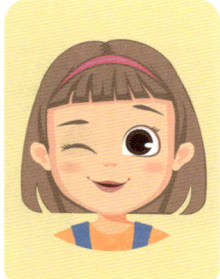 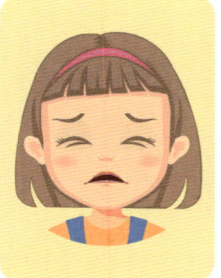

孩子出现问题行为时，可以惩罚孩子吗？

策略1 孩子第一次出现问题行为时，告诉孩子应该做什么、怎么做。孩子做到了就要及时表扬，强化他的正确行为。孩子没有做到时，及时给予辅助。

策略2 孩子再次出现问题行为时，及时辅助并提醒孩子，提前告知后果，对于接受能力弱的孩子，多提醒几次也是可以的。

策略3 孩子又一次出现问题行为时，就要让孩子承担后果，家长要言出必行。

惩罚只有一时的效果，并不能有效减少问题行为。要与强化并用，且不宜经常使用。

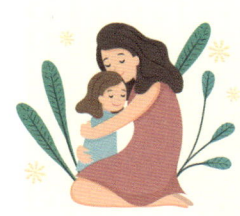

贝贝上幼儿园小班。上课的时候，老师看到贝贝一直发呆，走过去发现贝贝一直在玩自己的生殖器，老师把他的手拉出来，提醒他好好听课；过了一会儿，贝贝又把手放到了裤子里。妈妈说，在家里也有这种情况。

孤独症儿童在课堂上难以参与、感到无聊的时候，在家里无所事事的时候，容易出现自我刺激行为，如不停晃手、摇晃身体、嘴巴里嘀嘀咕咕，或唱歌、念广告词等。玩生殖器也是自我刺激行为，没有其他功能，家长不用过度解读。

策略

老师可以安静地走过去，把孩子的手从裤子里拿出来，表情淡定，像什么也没发生一样。然后安排孩子做一些力所能及的事情，转移他的注意力。

> **重要提示**
>
> 不要训斥孩子，孩子可能会以此作为引起注意的手段，增加行为发生的频率，乃至认为这是和你互动的游戏方式。
>
> 更不要在同伴面前斥责、批评孩子，导致大家排斥、孤立他。

第二节 技能发展

孩子都 6 岁了，学习还依赖食物奖励，怎么办？

可逐渐降低食物奖励的频率，并配合使用社会强化。如：孩子完成两次学习任务才能吃一块小饼干，同时表扬他："做得太好了。"

在降低食物奖励的同时，选择适合孩子的、有强化效果的其他强化物作为奖励，如拥抱、赞美、玩孩子喜欢的东西等。比如：孩子完成任务后，妈妈可以称赞他："哇，你做得真好，妈妈和你一起搭积木吧。"

而后，逐渐使用社会强化代替食物强化，每次完成学习任务，妈妈都只表扬，而不再给予食物。

最后，孩子每完成一项学习任务都能获得成就感，达到自我强化的目的，妈妈也不再刻意表扬他。

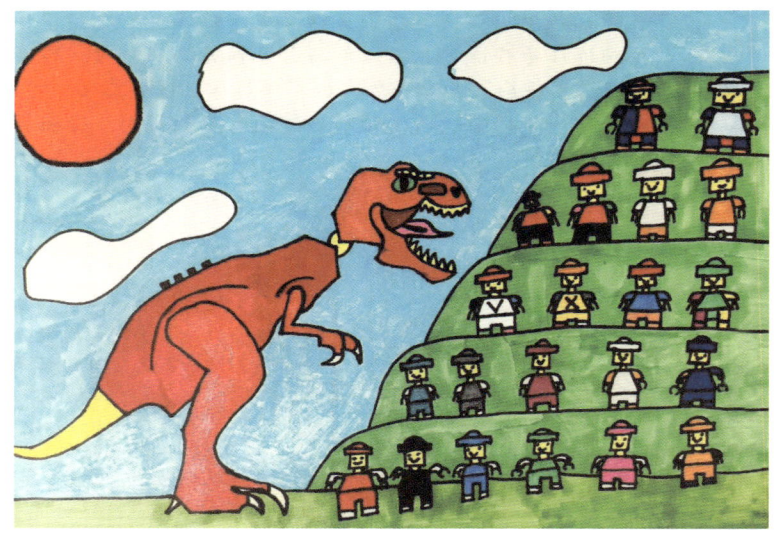

《未来世界》 华俊凯作品

孩子的认知学习只停留在桌面，不会应用于生活，怎么办？

Tips
科普栏

泛化策略：
泛化是指将习得的知识或技能在同等或类似情境下呈现的能力。

 策略1　**变换桌面学习教具。**
以生活中的多种自然形态呈现，不因形态变换影响学习能力的表现。
如现实生活中完整或切开的苹果，电视上、动画片里的苹果，印在书上的苹果，等等。

 策略2　**变换环境和人物。**
以生活中的多种自然环境或情境呈现，不因环境或人员变换而影响学习能力的表现。
如：无论苹果出现在家里、超市里还是宾馆、饭店里等，无论对象是爸爸、妈妈还是邻居、服务员、售货员等。

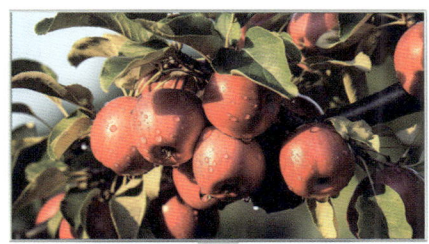
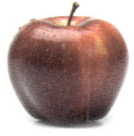
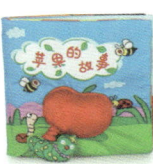
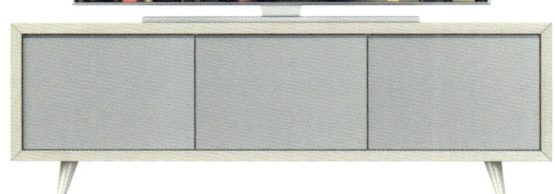
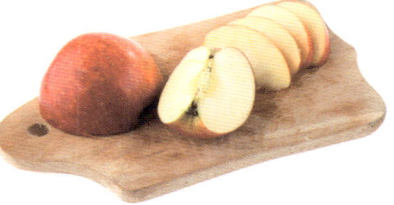

孩子对叫名字没有反应，怎么办？

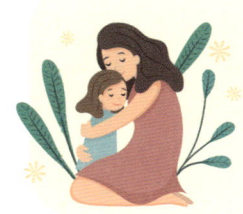

小宝，2岁9个月，妈妈喊"小宝"，小宝只是自顾自地玩儿，像是没听见一样。很多孤独症孩子都有这样的反应。

小宝知道自己的名字吗？

小宝知道要对大人的话做出怎样的反应吗？

我们根据任务分解的思路，给出如下策略：

策略1 叫孩子名字，由家长主动找寻孩子的眼神，一旦目光对视，家长立刻鼓励孩子。

策略2 用孩子喜欢的东西吸引他，让他主动找寻家长的目光。一旦孩子主动和家长目光对视，家长立刻给予孩子喜欢的东西作为奖励。

策略3 在目光对视的同时，引导孩子回答"哎"。

注意：

孩子回答的同时一定要有眼神的交流，很多孩子回答"哎"只是走形式，没有达到交流的目的。

策略4 距离从近到远。距离越近，孩子正确反应的可能性越大。当孩子在近距离的情况下可以做出正确反应时，慢慢拉开距离进行练习。

> 孩子专注于自己喜欢的玩具、游戏、动画片等时，不会关注家长的要求。除非孩子对家长要求的兴趣超过当下从事的活动，比如"小宝，过来吃冰激凌"。所以当孩子专注于玩玩具或从事其他活动，且活动有意义时，家长最好不要打扰孩子。

孩子执行不了复杂指令，怎么办？

很多孤独症孩子习惯了简单指令，对于综合信息的处理有困难，稍微复杂的指令就不知道如何处理。要么只听到前面或者最后几个字，没有将信息听全就去执行；要么前后信息联系不起来，不能理解指令的顺序，混淆信息点，或者听觉记忆的长度受限、记不全等。

策略

根据任务分解的思路，将复杂指令拆解，以"去客厅拿纸和笔"为例：

1. 完成指令"拿笔和纸"（笔和纸一起放在旁边）。
2. 完成指令"拿笔和纸"（笔和纸放在孩子视线范围内稍远的位置）。
3. 完成指令"去客厅拿笔和纸"（书房的门开着，孩子可以看到客厅桌子上放着笔和纸）。
4. 完成指令"去客厅拿笔和纸"（书房的门关着，孩子要打开门，到客厅桌子上拿笔和纸）。

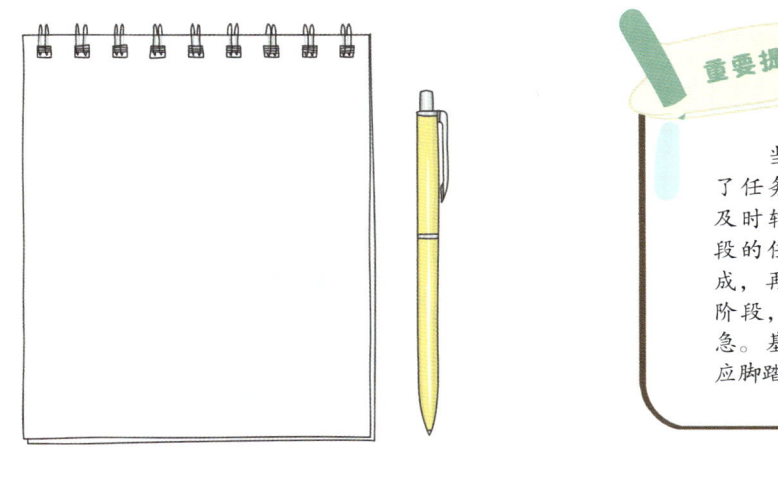

重要提示

当孩子完成不了任务时，家长要及时辅助。一个阶段的任务能熟练完成，再进行下一个阶段，家长不可着急。基础很重要，应脚踏实地。

为什么孩子在家表现不错，一到幼儿园集体环境中就像变了一个人？

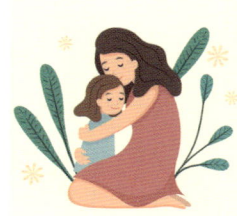

诺诺3岁3个月，上幼儿园小班。集体课上，老师要求小朋友跳舞，可诺诺只在感兴趣的时候动两下，其余的时候都是想干什么干什么，必须依赖老师的一对一辅助。

很多孩子在家里指令完成得很好，但在集体环境中又表现不出来，为什么呢？

因为孩子在家里和妈妈是一对一的，更多的是妈妈在关注孩子。集体指令考验的是孩子对集体的主动关注，是孩子跟随集体。孩子不会从家庭中的个别指令自动迁移到幼儿园中的集体指令，需要一个适应的过程。这个适应的过程就是培养共同关注力的过程。

策略1 在家里练习集体指令的内容。

策略2 增加人数，从和妈妈一对一，增加到一对二、一对三等。
孩子学习适应没有被单一关注也要跟随执行。

策略3 小组课是孩子适应幼儿园集体教学的过渡环节。
孩子在小组课上，要通过练习做到个别提醒减少，主动关注增加。

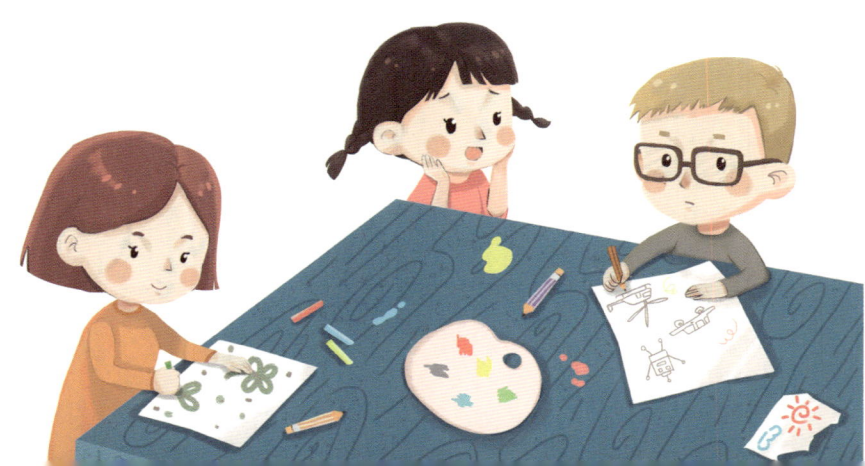

孩子不会模仿发音，怎么办？

可运用差别强化、塑造法，具体步骤如下：

- **步骤1：** 先找到初始行为，如孩子在模仿发音"啊"时，偶尔有张嘴反应，但没有发音。模仿发音"啊"，要求孩子有张嘴反应。孩子如果做到，及时给予强化。行为稳定后进入下一步。
- **步骤2：** 模仿发音"啊"时，要求孩子要有声音发出。孩子如果做到了，及时给予强化。如果孩子只张嘴，没有发出声音，就不给予强化。待行为稳定后进入下一步。
- **步骤3：** 模仿发音"啊"时，要求孩子发出近似的声音。孩子如果做到了，及时给予强化。如果声音差别很大或者没有发出声音，不给予强化。行为稳定后进入下一步。
- **步骤4：** 模仿发音"啊"时，要求孩子准确发出"啊"的声音。孩子如果做到了，及时给予强化。

  如果孩子发出不是"啊"的声音，则不给予强化。当孩子行为稳定后，模仿发音"啊"的目标达成。

如何提高孩子发音训练的积极性？

- **策略1** 激发孩子发音的意愿。利用与他们生理需求相关的材料进行语言训练。比如拿孩子喜欢吃的苹果，练习张大嘴巴发"啊"的音。
- **策略2** 增强发音活动的趣味性。可设计与发音相关的小游戏，让发音更有意思，如模仿孩子喜欢的开汽车的声音等。
- **策略3** 及时强化，鼓励孩子发音的行为。
- **策略4** 发音训练应由易到难，循序渐进。在孩子熟练掌握的基础上，进行长短音、组合音、声调等的训练。

孩子遇到想要的东西只会哭，怎么办？

- **步骤1：** 不要立即满足孩子！家长首先不要着急，不要孩子一哭就立刻满足他。
- **步骤2：** 对于没有语言能力的孩子：
  让孩子学会用手势表达代替情绪发泄。教孩子指一指想要的东西，再把东西拿给他。一开始家长可以替孩子简单表达，手势和语言同步，比如一边指着水一边说"喝水"或"水"。
- **步骤3：** 对于有语言能力的孩子，要求他先说出"喝水"，再满足他的要求。

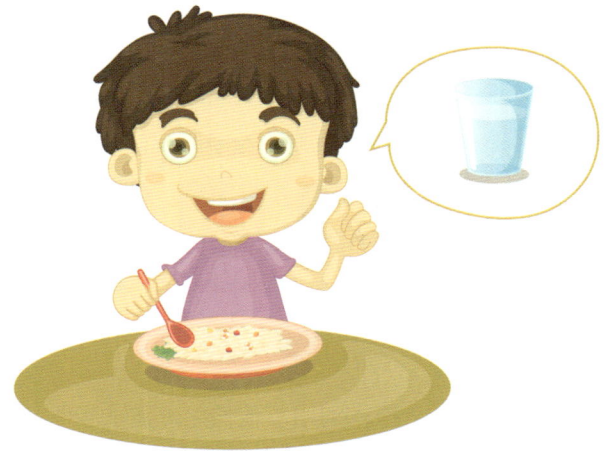

孩子想要东西时依赖仿说，不会主动表达，怎么办？

- **步骤1：** 当孩子有需求时，等待孩子的反应，给孩子思考的时间。
- **步骤2：** 等待无果时，辅助孩子表达，从简单到复杂，循序渐进。
- **步骤3：** 撤销仿说辅助，辅助字数逐渐减少，直到只有口型没有声音。最后撤销口型辅助。

如何培养孩子语言的丰富性和灵活性？

策略1 在自然真实的环境中，家长对孩子说和当下有关的话题，让孩子接受更多的语言刺激。

策略2 当孩子可以回应简单的问题后，充分使用"填空法"。比如在孩子晚上睡觉之前，我们可以在床边说"现在我们要 _____（睡觉）了"，还可以说"我们要去 _____（床上）睡觉了"。

策略3 在教孩子说词语或短句时，要注意从名词、动词开始教，更高级的形容词、介词等，稍后再教，循序渐进地拓展孩子的词汇量。

策略4 在游戏互动中，增加孩子沟通交流的机会。

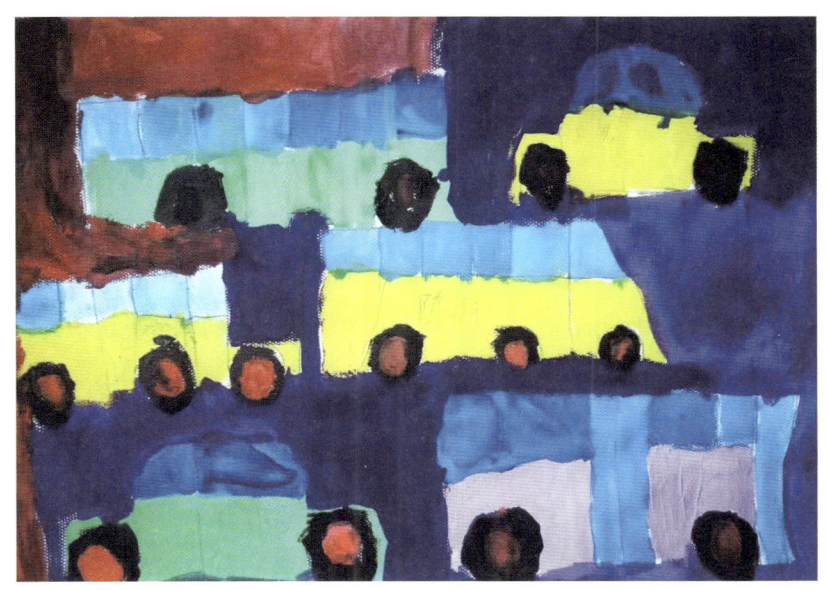

《车水马龙》 鄂天骄作品

孩子触觉敏感，害怕和小朋友肢体接触，怎么办？

技巧1 根据孩子的触觉接受程度，选择不同质地的按摩器，用不同的力度给孩子做按摩。

技巧2 一开始可以在孩子后背、胳膊等部位按摩，一般手心、脚心、胸口、脖子、后脑勺等部位敏感度比较高，所以力度要轻一些。

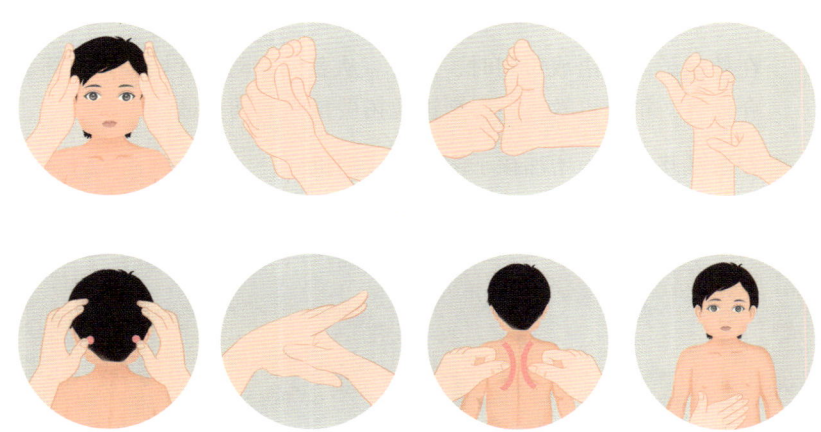

技巧3 带孩子在不同质地的沙池里玩沙子，或在不同温度的水池里玩水，等等。可以在孩子洗澡时变换水温、水的流速，使用不同质地的毛巾等。

技巧4 亲子游戏
卷白菜：用大床单把孩子卷起来，再从一头用不同的速度拉开床单。
摇篮游戏：让孩子躺在床单中间，爸爸妈妈在两头拉起床单，摇动孩子。

技巧5 大龙球训练

孩子没有眼神交流，怎么办？

可以通过孩子与家长间的亲子游戏，逐渐增加孩子的眼神交流。

以游戏"小蚂蚁爬"为例：

家长说"小蚂蚁爬呀爬呀，爬到脖子上"，说完，把手放在孩子的脖子上挠痒痒。

然后接着说"小蚂蚁爬呀爬呀，爬到肚子上"，说完，把手放在孩子的肚子上挠痒痒（而后依次挠头顶、小脚、小手等）。

孩子熟悉和喜欢上这个游戏后，会开始期待家长的手下一次挠哪里，这时，家长可以稍微停一下，孩子期待游戏进行下去，就可能主动与家长目光对视。待孩子看向家长后，家长再进行游戏。

如此这般，孩子与家长的目光交流会越来越多。

知识点 Tips

需要注意的是：

此类游戏适合所有学龄前儿童，不论年龄，但不适合触觉过度敏感的孩子。

家长要沉浸在游戏中，用情绪影响孩子。也就是说，家长表现得乐在其中，游戏才好玩。

孩子觉得好玩、放松，才有可能出现目光对视；如果家长把此类游戏当成上课，比如让孩子指指肚子在哪儿，脖子在哪儿，就会让孩子感觉有压力，不容易见效。

温馨提示：

错误的做法是：家长让孩子坐在椅子上，一边发出要求"看着我"的指令一边数数，没有数够数，孩子的眼神就不能离开，离开就要重新再来。如果家长这样做，即便孩子能够坚持数到50、100，也不能将习得的技能迁移到其他活动中。

孩子总是一个人玩，即便别的小朋友主动来找也会躲开，怎么办？

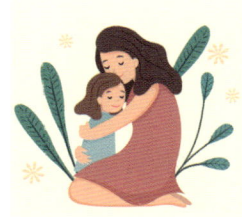

妈妈经常带贝贝去小朋友多的地方，贝贝只是偶尔看看别的小朋友，不关心别人在做什么，也不太理会别人。但是时间长了，贝贝会问："弟弟怎么不在呀？""那个小妹妹怎么不见了？""哥哥去哪儿了？"只要贝贝和一个小朋友一起待一段时间（他也不理人家，自己玩自己的），等小朋友走了都会问。以前贝贝根本不在乎去小朋友家玩，最近却一再问："怎么不上小朋友家玩？"如果在小区里见不到小朋友，贝贝会不开心。

策略 1 让孩子适应和小朋友在一起。有家长担心外面的孩子脏或怕孩子受欺负，不带孩子与外面小朋友接触，这是不对的。

策略 2 提高孩子自己玩的能力。从孩子的兴趣出发，家长要鼓励孩子的想法，不要认为想法幼稚就武断制止。

策略 3 培养和小朋友的共同兴趣。

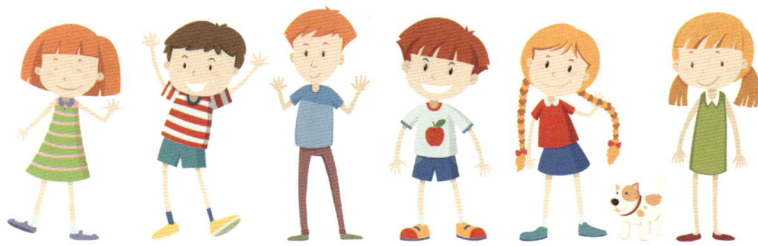

Tips 注意

此阶段的任务是让孩子适应待在小朋友们中间，不拒绝，不离开。如果此时孩子还不具有和别人一起游戏的能力，而家长急于求成，孩子可能会因为压力，重新回到独处的状态中。

什么样的同伴适合孤独症孩子？

1. 不是所有的同伴都适合孤独症孩子。
2. 不是优秀的同伴更好。那些伶牙俐齿、爱管别人的小朋友，会让孤独症孩子有压力、不舒服；他们更愿意和温和的小朋友在一起。
3. 具体要看孩子的反应，遇到不喜欢的同伴，他们会远离或者背对着，表现不积极。

孩子的同伴需要固定吗？

1. 遇到喜欢的同伴很难得，如果能固定下来，经常在一起，是非常理想的，同伴频繁变动会增加孩子的适应压力。
2. 如果现实中没有条件固定同伴，那么同伴人数不宜太多。
3. 从一对一游戏开始慢慢增加同伴，给孩子适应的时间。变化太多、太快，孩子会感到无序、混乱。

如何提高孩子独自玩的能力？

家长可能发现，家里有一堆玩具，孩子动动这个，摸摸那个，哪个玩具也玩不到三分钟。为什么呢？因为孤独症孩子操纵玩具的能力很弱，更没有想象力作为支持。玩玩具没有内容，很容易进行不下去。如何提高孤独症孩子自己玩的能力呢？

策略1 从孩子的兴趣出发。

策略2 家长要鼓励孩子的想法，不要认为幼稚而加以制止。没有这个幼稚的开始，就没有以后游戏的升级。

孩子不理解游戏规则,怎么办?

策略1　示范

孩子可以通过观察别的小朋友学习游戏规则。需要注意的是游戏的顺序,孤独症孩子不能安排在游戏的第一个或第二个,给孩子留出观察学习的时间。

策略2　语言辅助

对于语言理解能力比较好的孩子,家长可以给孩子多次反复讲解。

策略3　借助视觉提示工具,如视频、图片、顺序卡等

让孩子看游戏的视频,理解整个过程。

利用游戏照片或图片,帮助孩子了解重点或者难点。

运用顺序卡,帮助孩子理解游戏的前后顺序等。

针对孩子在游戏中出现的问题,可以录下来或者拍下来给孩子看,帮助孩子发现问题并修正行为。

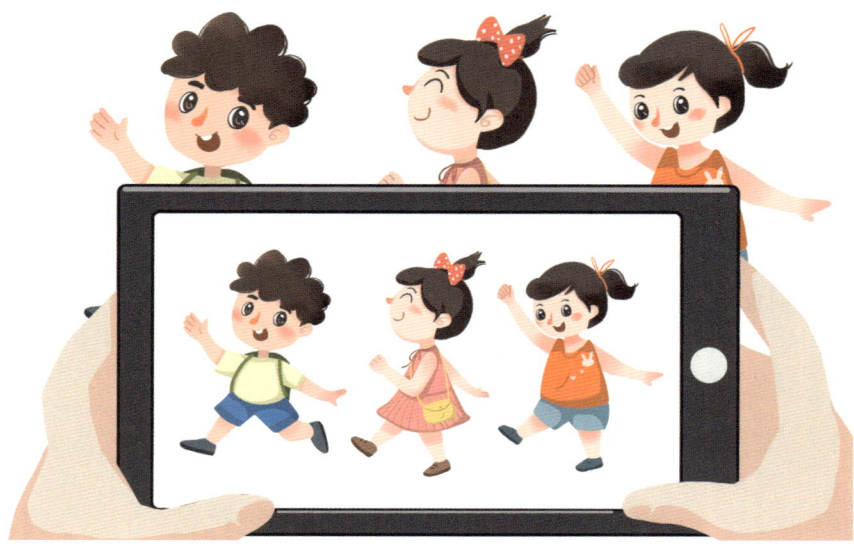

怎样教孩子独立准备第二天要穿的衣服？

使用任务流程图，家长准备好裤子、上衣、袜子、帽子的照片，按照顺序贴在贴图板上。

第一步，找裤子，找到后将裤子放好，然后在裤子的照片后面打钩。

第二步，找上衣，找到后放好打钩。

第三步，找袜子，找到后放好打钩。

第四步，找帽子，找到后放好打钩。

第五步，使用时间表每天晚上睡觉前，让孩子对着照片，自己去准备第二天的衣服。

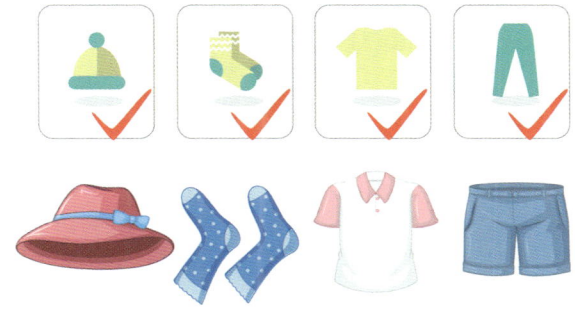

孩子不会玩过家家游戏，怎么办呢？

策略1 观察爸爸、妈妈在家里的活动，在游戏中模仿。

策略2 观察爸爸、妈妈一起做事情时是如何合作的，比如，妈妈做饭时爸爸可以帮忙做什么，如何帮忙才能不影响妈妈。

策略3 家长可以给孩子创造更多帮忙的机会，让孩子学习如何帮忙，而不是帮倒忙。

策略4 生活中遇到问题时，家长要及时告诉孩子自己不舒服的感受，帮助孩子学习心里有别人，在顾及自己的需求时也要兼顾别人的感受。

第三节 入学准备

孩子该上学了,需要做哪些准备?

第一,孩子的能力准备

1. 培养集体意识,理解集体中要遵守的规则。
2. 提高生活自理能力。对于孤独症孩子来说,上学的首要难题不是学业,而是独立。各个生活环节的独立、参与活动和学习的独立、下课后的独立,对于孤独症孩子而言都是挑战。
3. 提高观察学习能力和跟随能力等。
4. 如果有精力,提前熟悉一年级的知识对于上学的适应是有帮助的。

第二,家长的准备

1. 心理准备

孤独症孩子和普通孩子相比,差距会比较大,可能无法与同学同步。家长要及时调整自己的期望值。

2. 如果条件允许,选择合适的学校、班级和老师

如果开学前家长能有机会和学校沟通,选择一个有经验、容易沟通的老师是比较理想的。老师要相对稳定,频繁更换会增加孤独症孩子的适应难度。老师最好至少陪伴孩子两年时间,帮助孩子打好基础。如果有孩子熟悉的同伴成为同学,或者在同年级,也会有助于孤独症孩子减少对学校的陌生感。孤独症孩子所在的班级学生数量不宜太多。

3. 学会和老师沟通

内容包括:坦诚告知孩子的障碍表现和需要的帮助;
　　　　　孩子的训练经历和进步;
　　　　　家长为之付出的努力。
最后表态:需要老师的支持,家长会全力配合老师。

担心孩子在小学遇到霸凌,该如何应对?

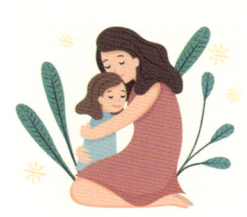

罗罗,男孩,一年级,刚上学就遇到了麻烦。有的男生很调皮,下课的时候硬把他往女厕所推。罗罗紧抓着厕所的围墙不肯进去,几个男生硬是把他推了进去,引来里边的女生一阵惊呼。玩秋千的时候,几个男生让他站在秋千刚好能打到的地方,不让他走开。放学回家,妈妈发现罗罗额头被打得一片青紫。从此,罗罗一下课就去老师办公室躲着,老师办公室没有座位就去校长办公室,他认为那里最安全。

策略

1. 从幼儿园阶段教导孩子,被欺负要向老师或家长"告状"。
2. 鼓励孩子遇到困难时敢于表达、寻求帮助,这是最重要的。家长要成为孩子的倾诉对象,认真聆听,了解动向,及时发现问题,及时解决,可以预防很多问题的发生。鼓励孩子向家长倾诉。有些家长担心外人欺负孩子,但自己应该先反思:是否充分尊重孩子,正视孩子的障碍。否则,孩子严重缺乏安全感,往往在外面受了欺负也不会向家长倾诉。
3. 家长认真聆听,做好孩子的保护者。
4. 鼓励孩子的"告状"行为,切忌批评孩子。

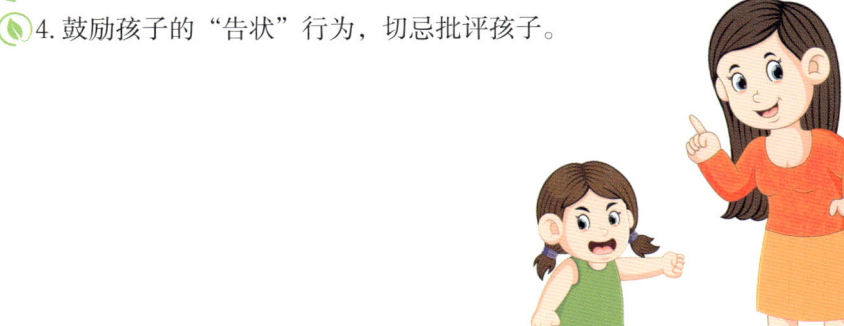

第五章

你不孤独:周边支持体系

第一节 政策福利支持

孤独症儿童需要长期持续的照料和康复，以下特整理列出国家相关政策法规和社会福利支持，希望对家长们有所帮助。

1. 如何选择康复机构？

建议家长为孩子选择定点康复机构进行康复训练。中国残联官方网站定期更新全国残疾儿童康复救助定点服务机构信息（中国残联网址 https://www.cdpf.org），家长可前往查询。

2. 我该怎么申请康复补贴呢？

中国残联、民政部、国家卫生健康委员会和国务院扶贫办联合印发的《残疾人基本康复服务目录》（2019年版），其中0—6岁孤独症儿童的康复医疗、康复训练和支持性服务均被纳入其中。各省（区、市）出台了本地残疾儿童康复救助政策，明确了具体补贴标准及申请流程，家长们可以通过官方网站查询相关文件或到当地残联进行咨询，完成申请、审核，符合条件的即可享受康复救助补贴。

各地均有补贴制度，经济社会发展水平不同，补贴标准也不同。以北京为例，北京的补贴额度为每天不超过240元，每月不超过3600元，每年不超过36000元。

3. 我不想给孩子办残疾证，还可以申请康复救助补贴吗？

2018年6月，国务院印发《关于建立残疾儿童康复救助制度的意见》（以下简称《意见》）。《意见》规定，救助对象为符合条件的0—6岁视力、听力、言语、肢体、智力等残疾儿童和孤独症儿童。持残疾人证或当地符合条件的医疗机构出具的诊断评估证明，均可申请残疾儿童康复救助。

4. 我的孩子可以上幼儿园吗？我该怎么申请呢？

得益于国家政策的支持，近年来各地大力实施融合教育，推进随班就读工作，为特殊儿童进入幼儿园学习创造了更多可能性。《"十四五"特殊教育发展提升行动计划》（国办发〔2021〕60号）指出，到2025年，高质量的特殊教育体系初步建立：普及程度显著提高，适龄残疾儿童义务教育入学率达到97%，非义务教育阶段残疾儿童青少年入学机会明显增加。为更好地促进特殊教育发展，完善特殊教育保障机制，各省（区、市）制定了符合当地实情的"特教提升计划"，家长们可以在所在地人民政府或教育部门的官方网站搜索查询。

5. 孩子上幼儿园之前，作为家长应该做哪些准备呢？

提交入学申请，提前与学校建立联系，与老师保持良好的沟通。为了给孩子入学提供更多保障，家长们可以多联系几所学校，按照学校要求做好入学前的评估和相关准备。

为孩子准备"成长档案"，全面翔实地介绍孩子的情况，包括但不限于孩子的基本情况、各项能力发展水平、生活习惯、性格特点、康复经历等，让学校对孩子有更全面的了解，为后续的教学安排提供参考。

家长要做好心理调适。即使孩子进入融合环境随班就读，可能还会遇到困难，如与同伴学习能力差距大等情况，这就需要家长及时调整好心态，积极为孩子寻求教育支持。

6. 家长去哪里了解更多关于孤独症的信息？

（1）网络：网络上有非常丰富的教学视频、家庭支持和社会支持资源以及最新的科研成果、康复方法等资讯。

（2）书籍：市面上正规出版的孤独症相关书籍。

（3）机构：孤独症康复机构很多，服务质量参差不齐，家长们可以从机构资质、创办人的康复理念、师资力量、干预方法、课程类型、督导体系和家长培训等方面进行考量。

（4）家长群：家长群是孤独症家长交流经验、互通消息、抱团取暖的聚集地，但是自建群往往鱼龙混杂，一定要学会鉴别和判断。

第二节 家长心得分享

童童,目前5岁,男孩,3岁半时由北大六院郭延庆大夫确诊为孤独症,确诊时大夫说比较典型。之后开始机构干预,为期一年。后转入融合幼儿园进行融合,自带一名影子老师辅助。目前,童童在幼儿园的融合情况较好。虽然核心障碍(社交)尚未解决,但这项能力可能是最后才发展出来的。幼儿园的融合环境对于孩子非常重要,入园半年以来,童童从吃饭、午睡到遵守课堂规则等各方面都一直在进步。

童童的爸爸妈妈一直保持全职工作,因为他们坚信,父母保持相对稳定的情绪状态和经济收入,对于孩子的长期发展非常重要。家长将工作和陪伴孩子分开,工作的时候尽量专注于工作,陪孩子的时候实现高质量陪伴。未来未可知,但是童童的爸爸妈妈坚信,童童在他们的陪伴下,在宽松有爱的家庭氛围中,在幼儿园老师和小朋友的暖心带领下,一定会越来越好。虽然这个过程可能比较漫长,但是谁能说快一定比慢好呢?

以下是童童妈妈的家长心得分享。

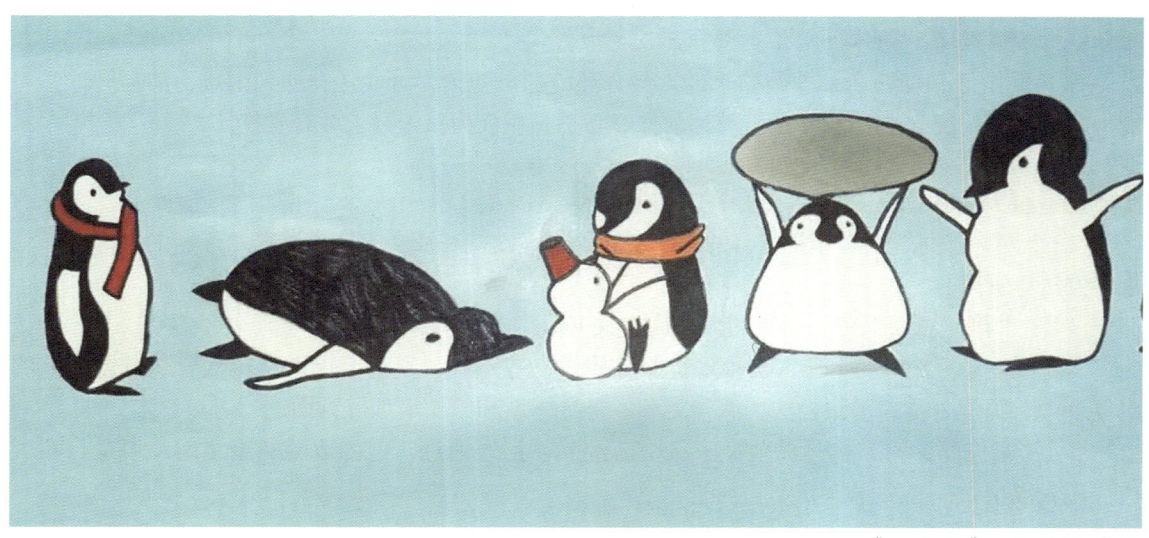

《小企鹅》 华俊凯作品

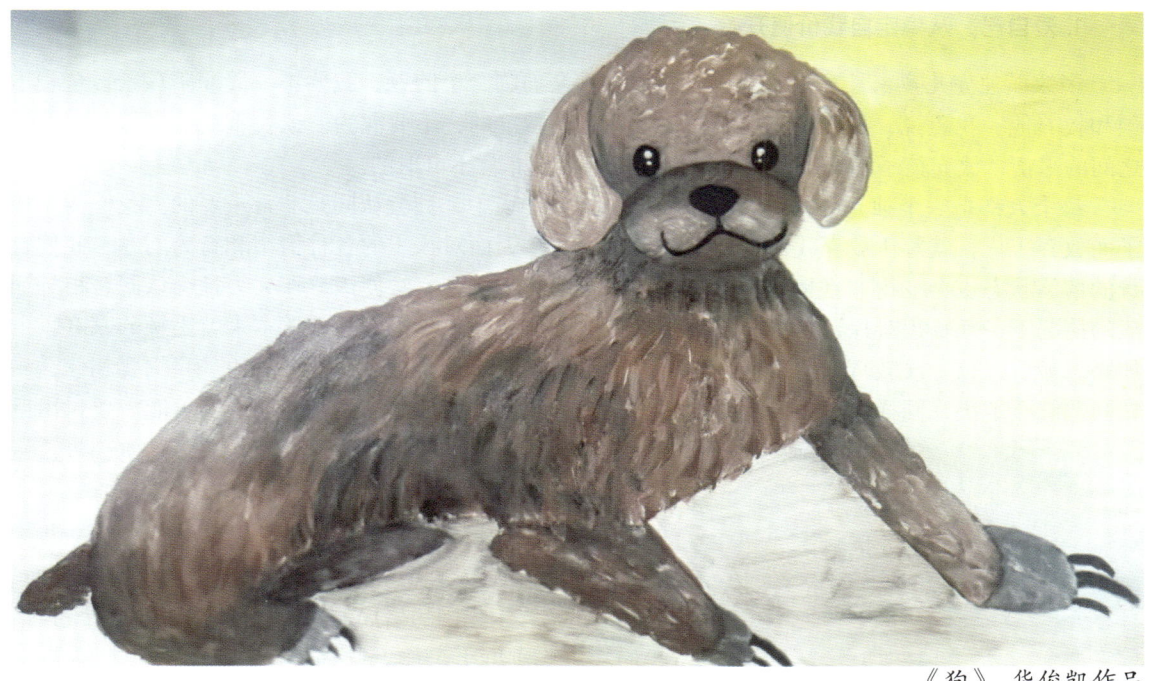

《狗》 华俊凯作品

第一，照顾好自己

首先要坚持一个基本原则：无论发生什么，无论身处何种境地，自己永远是最重要的，没有之一。没有自己，谈何与我们有关的人和事。这个原则我觉得适用于所有人，但是明白这个原则的意义，对于孤独症小朋友的家长更为重要。在养育孤独症孩子的过程中，家长往往会觉得孩子就像一个黑洞，无情地吞噬掉自己所有的时间、精力和体力。在这种情况下，如果我们不先学会保护自己，就会被拖入无尽的深渊。大人沦陷了，还谈什么孩子的康复和未来？要牢记什么都不能打败我们，除非我们自己放弃自己。

家长是孤独症孩子康复成长的关键。从难易程度上讲，孤独症小朋友家长的生存状况比孩子自身更加不乐观，家长承受了巨大的精神、经济、工作和生活压力。作为家长，我有以下几点感悟：

1. 爱自己，从稳定自我价值开始

多数孤独症儿童家长在孩子确诊后，往往都会面临一个问题：我要不要辞职陪孩子，全程干预和教养他？我想说，我们首先要明白，这两者是独立的，不要混为一谈。重要的是保持好两者之间的平衡，放弃孩子不可能，放弃工作和事业也是非常不可取的。

每个人都是一个独立的个体，但身处于社会大环境中，社会认同是非常重要的。我们为了孩子而放弃工作，就等于放弃我们自己的社会认同。整天面对孩子的各种情绪和行为问题，我们自身的情绪状态也会变得非常糟糕，紧张、焦虑、崩溃会成为家常便饭。在失去社会认同、精神崩溃的情况下，家长很难保证自身不出现问题，这不但帮不了孩子，还会让本来就困顿的家庭雪上加霜。最后，孩子没教育好，事业也丢了，又全部归罪于孩子，最后苦海无边。我们要相信，一切问题终会解决，同样，孩子的问题也总会解决的。培养孤独症孩子，前期确实可能需要付出巨大的人力、财力和物力，但是随着孩子慢慢地进步，一切问题终会解决。这时我们仍有时间和条件去追求事业的成功。至于当下，虽然工作和生活暂时会受到一些影响，最终我们会发现，其实什么都没有改变，改变的只是我们的心境、我们的格局、我们的修为。纵观整个过程，我们在工作进度上可能看起来会比别人慢一些，别人35岁小有所成，我们可能要到45岁才能渐有起色，但也只是慢一些而已，"老"有所成不见得不如年少有为。有陪伴孤独症孩子的经历，反而会大大提升我们的修为和格局，对我们工作上更进一步是大有裨益的。经历过巨大的痛苦并走出来的人，往往更坚毅、更有胸怀和格局。所以，尽量不要辞职，保持自己的社会认同，慢一点无妨，但是不能放弃。如果一定要辞职，那么请不要放弃自我成长，学习是终身的事情。如果在特教领域做得好，可以转战特教领域，这样可以帮助更多的家庭，最终实现自我价值。所以，不管怎样，要坚持自我成长，提升自我价值，获得社会认同。

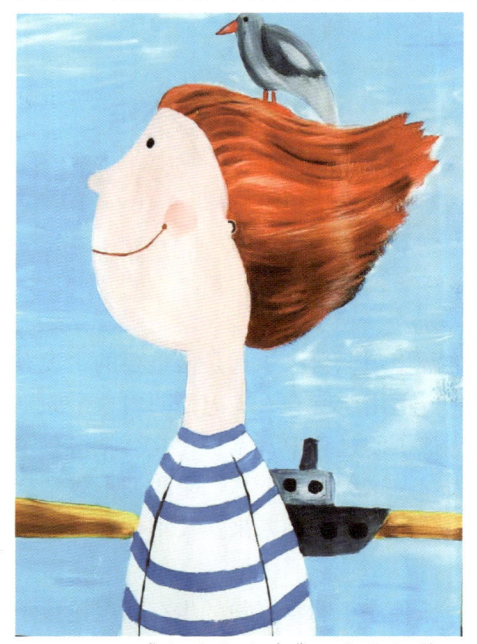

《女孩和海鸟》 华俊凯作品

2. 爱自己，一定要追求自己热爱的东西

作为孤独症小朋友的家长，在孩子刚确诊时，我其实是很自卑的，有时候会想：自己怎么生出这样一个孩子？仿佛矮别人一截，害怕别人看不起孩子也看不起自己。但是这个过程一定要快点扛过去，因为在孩子最需要保护、最缺乏安全感的时候，我们家长首先要挺直腰杆，告诉自己：我们是孩子的天选父母，我们不比别的家长矮一截，甚至更伟大。有句话我觉得特别适合在遭遇别人的冷眼和恶意、内心不平衡、没有自信的时候对自己说：关我屁事，关他屁事。别人的嘲笑和不友好，关我什么事？我的孩子如何，关他什么事？我们不去恶意伤害别人，但也绝对不要让不相干的人和事伤害我们自己和孩子。这个世界上多的是交浅言深的人，我们要主动屏蔽，拒绝干扰。

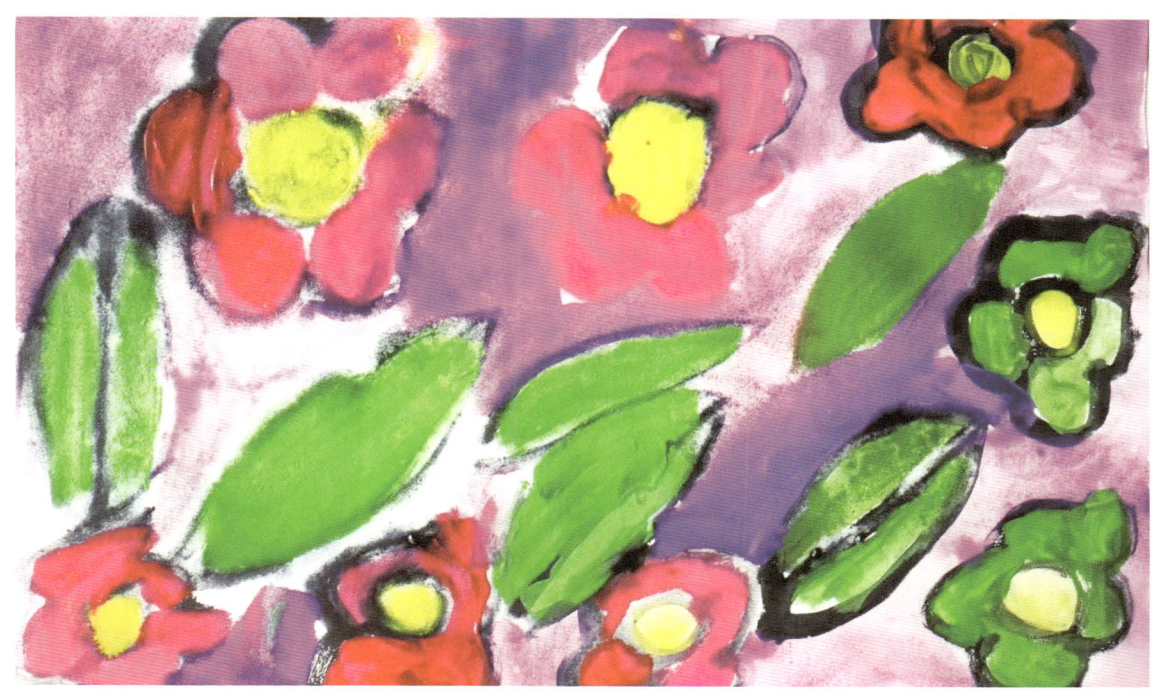

《百花齐放》 鄂天骄作品

我觉得，养成强大的屏蔽能力，一个重要方法就是：找到自己热爱的东西，坚持下去，你会发现路越走越宽。用我自身的例子来说，孩子一岁多，我就开始晨跑，最开始是我爸爸的推动，后来我慢慢发现自己非常喜欢晨跑，感受四季的美好，也非常喜欢跑后大汗淋漓的畅快感。在孩子确诊后的一两个星期内，我心里是非常痛苦的，每天早晨5点左右就醒了，但是也不想跑步，多是和孩子爸爸在家里互相开导，两个人能量值都很低。后来我发现，当我自己能量值很低的时候，我也无法给孩子爸爸提供正能量，反倒对他是一种消耗，所以我又开始坚持跑步了。孩子刚确诊的这一年里，虽然跑步也在继续，心情有时候还是会跟随孩子状态，如过山车一样起起伏伏，这种状态持续了将近一年。

改变的契机是我发现，当我自己状态不好的时候，工作环境中的其他人对我的态度也发生了转变，他们开始不由自主地疏远我。我往往只能凭本能、用情绪对抗，这样反倒让有恶意的人找到我的弱点，变本加厉。在这种情况下，我自己的身体也出了问题，我深刻意识到，这种情况必须改变。从此，我调整自己的状态，白天上班，做好工作，尽量不让孩子的事情过多影响我的情绪。别人的合理批评我欣然接受、改正，让自己更快地成长；别人无理取闹，我不理他。另外，我开始了更加专业的晨跑。从过去不计时间、不计速度的"欢乐跑"往"专业跑"转变，我越来越有成就感，也越来越深刻体会到跑步的快乐。同时，跑步也让我的身体和精神状态越来越好，白天的工作效率越来越高，晚上回家陪孩子也心情愉悦，这就形成了一个正向循环，一切都在向着越来越好的方向发展。这就够了。

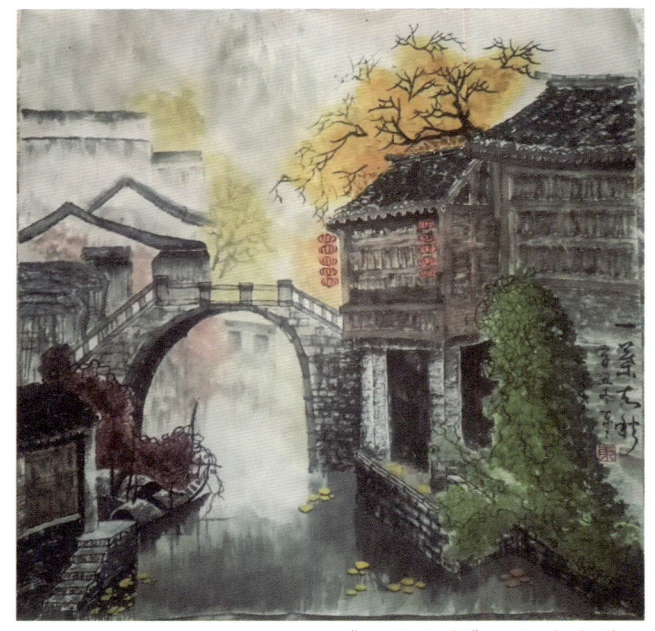

《江南水乡》 杨冬冬作品

3. 取悦自己，舍得为自己投资

生而为人的一个最重要的命题就是让自己活得快乐，不枉来人世一遭。相较普通孩子，孤独症孩子的花费可能确实会多很多，但这不是降低自己生活水平、不用经济可承受范围内的东西取悦自己的借口。每当不舍得为自己投资的时候，就想想，孩子干预的费用一节课那么多钱，我为什么不能偶尔用一节课的费用取悦一下自己呢？给自己报个网课，买点想看的书，买点喜欢的衣服，买点保健品，有何不可？把自己打扮得精精神神、漂漂亮亮的，自己开心，更有自信了，家庭氛围自然更加融洽，孩子也会越来越好。我们是什么状态，就会吸引更多和我们一样状态的人和事到身边，要坚信这一点。总之，对自己好，取悦自己，保持微笑，自己的状态好了，好事自会发生。

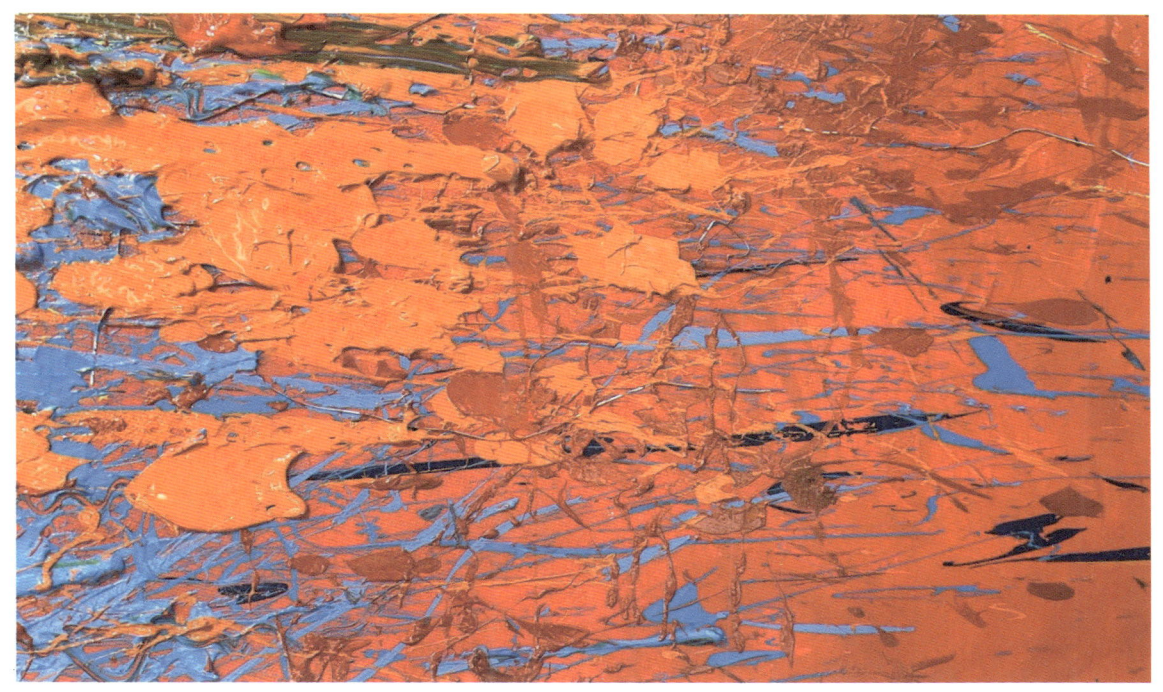

《赤》 王剑书作品

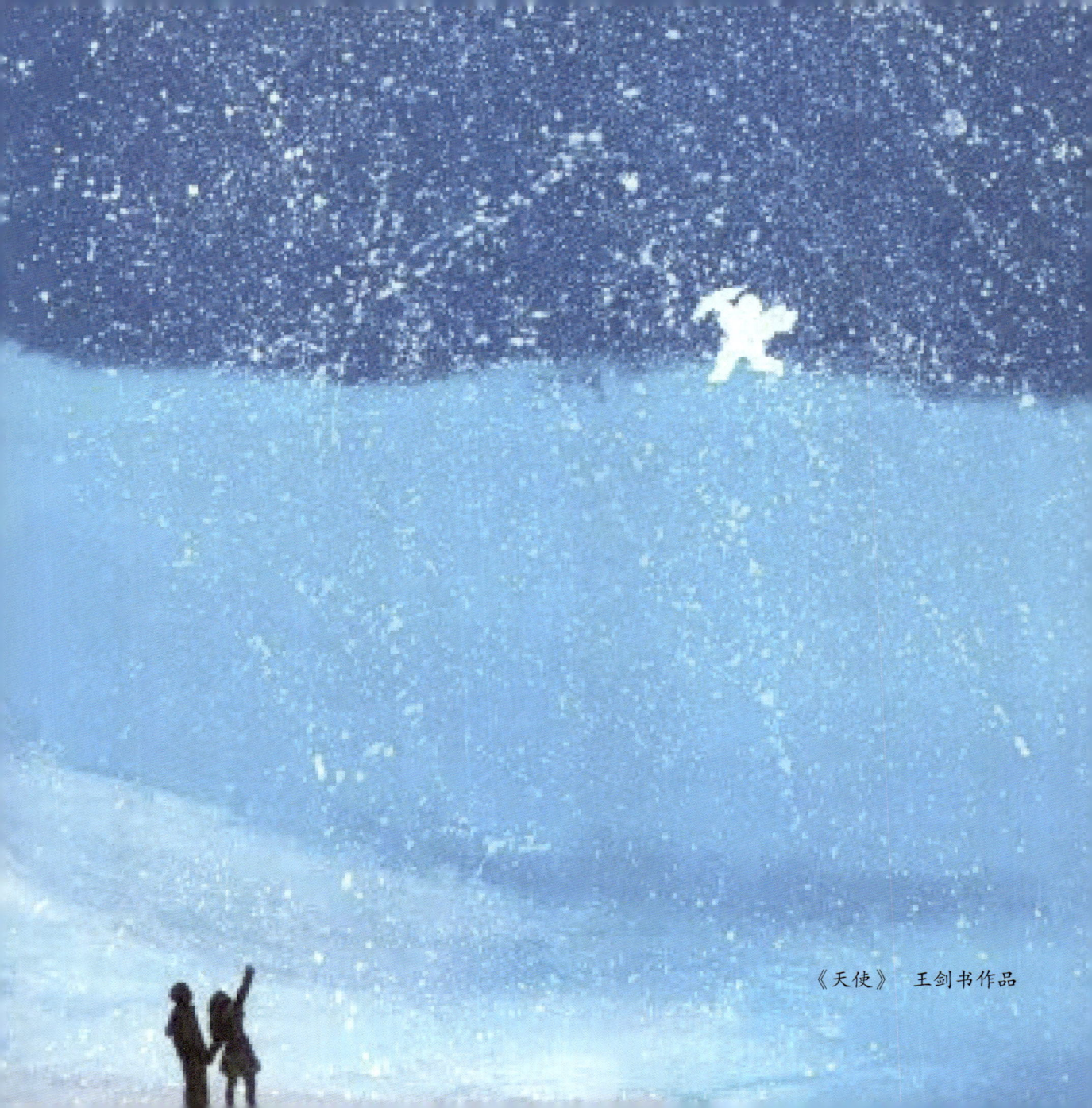

《天使》 王剑书作品

第二，关注你的另一半

首先，我认为不管孩子怎样，夫妻关系都是大于亲子关系的。陪伴孤独症孩子是一个漫长而艰苦的过程，我们需要强有力的伴侣支持。陪我们走到最后的永远都是我们的伴侣，而不是孩子。

孩子刚确诊时，我最开始接触的两个孤独症小朋友的父母都离婚了。离婚后，妈妈独自带着小朋友。这些妈妈多么不容易，当时我还没有切身的体会。后来，在带孩子干预和康复的第一年里，当我觉得很难的时候，我就会想到这两位妈妈，我和孩子爸爸两个人带这一个孩子尚且这么难，她们一个人得多难？孩子爸爸也经常跟我说："咱俩如果只剩一个人带孩子，真的可能走不出来。"首先，经济压力会非常大；其次，一个人无休止地处于这种巨大的精神压力下，是会崩溃的。每个人都一样，面对巨大的灾难时，虽然最后真正走出来要靠自己内心的强大，但是在情绪、状态即将触底的时候，有个人能拉我们一把，这个太重要了。这个人可以是我们的父母和朋友，但是多数情况下，父母年迈，朋友也有朋友的辛苦，都不是最合适的，都不是时时陪伴我们的人。这个拉一把的人更多的时候是我们的另一半。

在孩子康复这条漫漫长征路上，伴侣永远是我们最坚实的伙伴，我们要相互鼓励，相互支撑，一起走出来。不能意气用事，能够两人携手共度时艰，就不要一个人闯关。生活中，很多妈妈在教育孩子的过程中往往发挥的是"守门员"的作用，爸爸不管发什么球，妈妈都牢牢守在门口，不让爸爸"射门"成功。这种思想在带孤独症孩子时尤其要不得。孩子对妈妈无情而巨大的消耗、爸爸在这件事情上长期的挫败感和无力感，往往是婚姻走向破裂的开始。两个独立的个体组建一个家庭，需要相互包容，而在我们这样的家庭中，面对的不光是磨合，还有磨难，更考验我们的人生修为。夫妻俩谁都不要胡乱怪罪对方。孩子出问题，不是任何人的错，不要拿遗传、

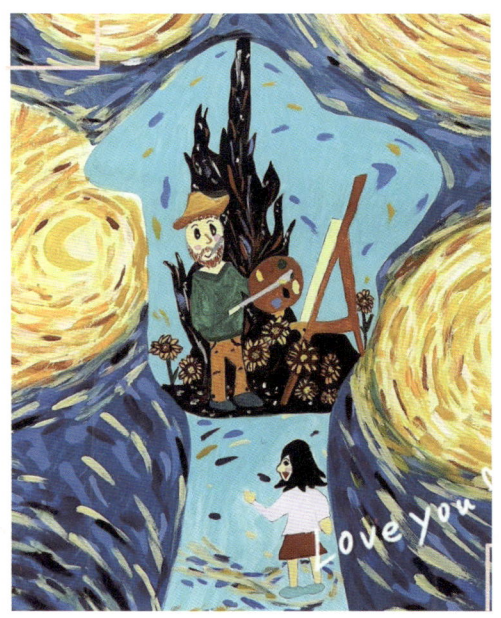

《无名》 华俊凯作品

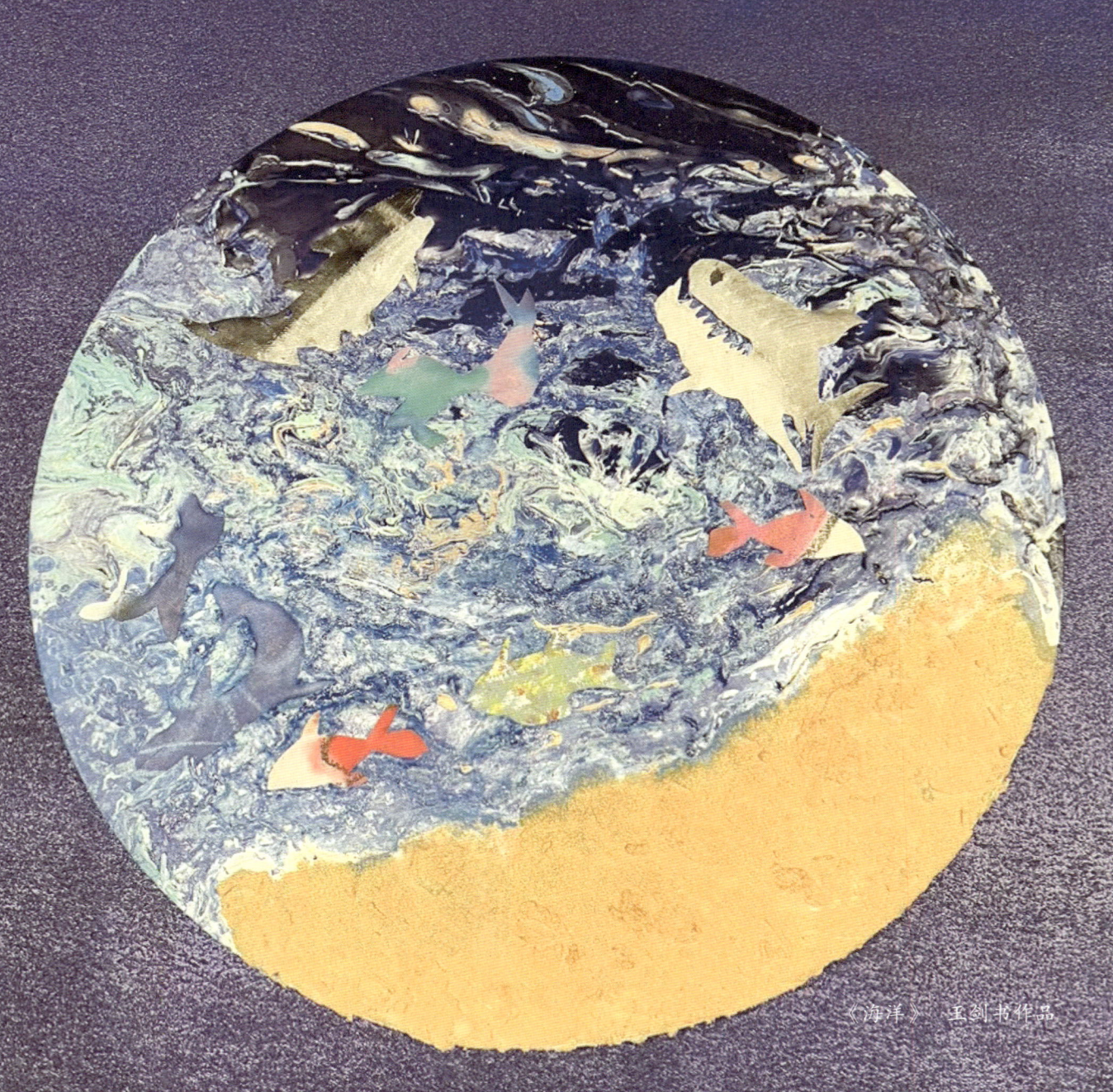

《海洋》 王剑书作品

性格说事，我们需要的不是找原因、找借口，而是找方法、找出路。我觉得在这个漫长的过程中要秉持"谁行谁上"的原则，爸爸擅长的就让爸爸冲在前面，比如玩游戏、出去疯跑；妈妈擅长的就让妈妈冲在前面，比如精细的手工、给孩子讲睡前故事等。爸爸和妈妈互为补充，一个人陪孩子的时候，另一个人适当休息，这样每个人都有放松和调整自己的时间，这个时间对孤独症孩子的家长来说太重要了。

　　不要指责对方。在孩子的教养过程中，难免会遇到各种问题，普通小朋友的养育过程是如此，孤独症小朋友的养育过程亦是如此。夫妻在这个过程中是战友不是敌人，不要分个你强我弱、你高我低，不要守着自己那一套不放，学会换位思考，多听听对方的意见。尤其是不要当着孩子的面、当着外人的面指责对方，这等于是把双方摆上了擂台，不打个你死我活收不了场。作为妈妈，其实有些事放手让爸爸去做，爸爸会做得非常好，我们家孩子的游戏多是爸爸陪着玩，在这个过程中，爸爸从原来一跟孩子玩就紧张、害怕孩子情绪崩溃，到现在陪玩时遇到任何问题都游刃有余，自己也越来越有成就感。在这个过程中，另一半一定要多夸奖而非指责。如果做不到事事夸奖对方，那就闭嘴，不说话也比乱说话伤害对方的积极性好。

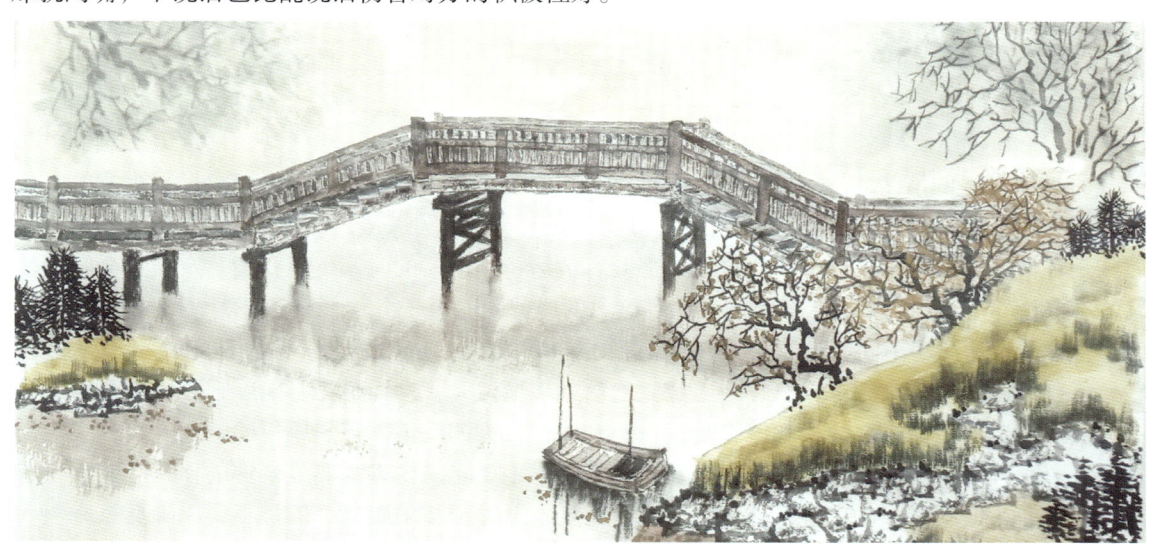

《桥》　杨冬冬作品

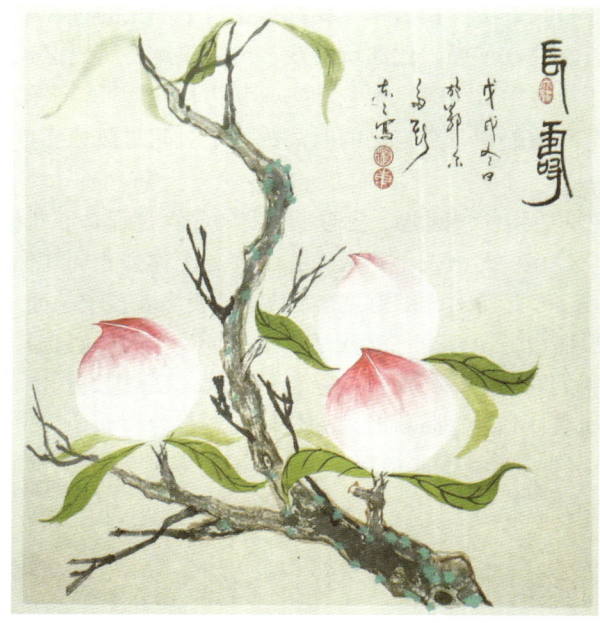

《长寿》 杨冬冬作品

　　管理好自己的情绪。导致婚姻爆雷的,多是一些鸡毛蒜皮的小事。而最终点燃导火索的,往往就是我们不加节制的坏情绪。不管是对孩子,还是对自己的另一半,一定要管理好自己的情绪,尤其是坏情绪,一冒头就要掐掉。每个人都会有情绪特别崩溃的时候,但我们一定要学会管理情绪,不要让坏情绪困扰自己太长时间。遇到巨大的痛苦,你想3小时、3天、3个月、还是3年走出来?你想想这几个不同的时间段,哪一个对你自身和家庭的伤害最大?可以给自己定一个规矩,吵架不要过夜,夫妻双方一定要在晚上睡觉之前把事情摊开,这样不会影响睡眠,也不会影响第二天的工作和生活安排。冷战和沉默是对自己和伴侣最大的伤害。孩子康复的时间宝贵,我们没有那么多时间浪费在坏情绪上,管理好自己的情绪,不要轻易伤害我们最亲密的伴侣。照顾孩子固然很重要,但不能因此无视其他正常的生活需要,努力帮孩子康复,但是不要以降低家庭生活特别是婚姻生活的质量为代价,两者应协调一致,否则不能持久。

参考文献

[1] 温. 孤独症谱系障碍：家长及专业人员指南 [M]. 孙敦科，译. 北京：华夏出版社，2013.

[2] 中华医学会儿科学分会发育行为学组，中国医师协会儿科分会儿童保健专业委员会，儿童孤独症诊断与防治技术和标准研究项目专家组中华儿科杂志. 孤独症谱系障碍患儿常见共患问题的识别与处理原则 [J]. 中华儿科杂志，2018，56（3）：174—178.

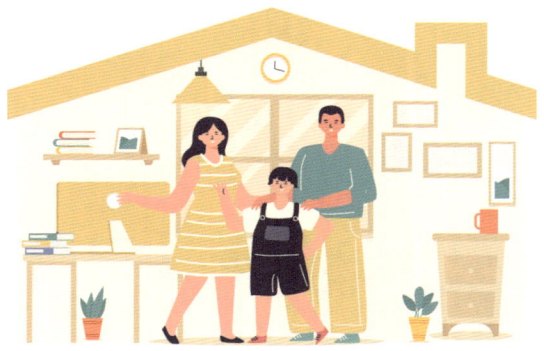